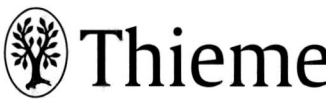

Gynäkologie und Geburtshilfe für Physiotherapeuten

Wolfgang Harms

151 Abbildungen

Georg Thieme Verlag
Stuttgart · New York

Dr. med. Wolfgang Harms
Friedrichstraße 36 b
54516 Wittlich

Bibliografische Information Der Deutschen Bibliothek
Die Deutsche Bibliothek verzeichnet diese Publikation
in der Deutschen Nationalbibliographie; detaillierte
bibliographische Daten sind im Internet über
http://dnb.ddb.de abrufbar

Zeichnungen: Martin Hoffmann, Thalfingen
Umschlaggestaltung: Thieme Verlagsgruppe
Umschlagfoto: Studio Nordbahnhof, Stuttgart

Wichtiger Hinweis: Wie jede Wissenschaft ist die Medizin ständigen Entwicklungen unterworfen. Forschung und klinische Erfahrung erweitern unsere Erkenntnisse, insbesondere was Behandlung und medikamentöse Therapie anbelangt. Soweit in diesem Werk eine Dosierung oder eine Applikation erwähnt wird, darf der Leser zwar darauf vertrauen, dass Autoren, Herausgeber und Verlag große Sorgfalt darauf verwandt haben, dass diese Angabe **dem Wissensstand bei Fertigstellung des Werkes** entspricht.
Für Angaben über Dosierungsanweisungen und Applikationsformen kann vom Verlag jedoch keine Gewähr übernommen werden. **Jeder Benutzer ist angehalten,** durch sorgfältige Prüfung der Beipackzettel der verwendeten Präparate und gegebenenfalls nach Konsultation eines Spezialisten festzustellen, ob die dort gegebene Empfehlung für Dosierungen oder die Beachtung von Kontraindikationen gegenüber der Angabe in diesem Buch abweicht. Eine solche Prüfung ist besonders wichtig bei selten verwendeten Präparaten oder solchen, die neu auf den Markt gebracht worden sind. **Jede Dosierung oder Applikation erfolgt auf eigene Gefahr des Benutzers.** Autoren und Verlag appellieren an jeden Benutzer, ihm etwa auffallende Ungenauigkeiten dem Verlag mitzuteilen.

© 2004 Georg Thieme Verlag
Rüdigerstraße 14
D-70469 Stuttgart
Unsere Homepage: http://www.thieme.de

Printed in Germany

Satz: A–Z Satztechnik, Mannheim
Druck: Druckhaus Götz, Ludwigsburg

ISBN 3-13-136161-1   1 2 3 4 5 6

Vorwort

Dieses Buch ist eine kurz gefasste Übersicht und Zusammenstellung der häufigsten und wichtigsten gynäkologischen und geburtshilflichen Fakten. Es erhebt keinen Anspruch auf Vollständigkeit im wissenschaftlichen Sinn. Nur solche Kenntnisse sollen vermittelt werden, die für einen Physiotherapeuten im Hinblick auf seine Verantwortung dem Patienten gegenüber später bei der Berufsausübung wichtig sind.

Es hat sich immer wieder gezeigt, dass in der physiotherapeutischen Praxis gynäkologische und vor allem geburtshilfliche Grundkenntnisse notwendig sind, wenn es um die Geburtsvorbereitung und die Behandlung postpartaler Störungen im Wochenbett geht. Hierbei spielt die Wochenbettgymnastik und die Rückbildungsgymnastik eine herausragende Rolle. Aber auch in der Tumornachsorge kann die Physiotherapie vieles leisten. Etwa nach der chirurgischer Behandlung eines Mammakarzinoms mit den möglichen Kontrakturen im Bereich des Schultergelenks und den oft resultierenden Ödemen in den Armen.

In der Ausbildungs- und Prüfungsordnung zum Physiotherapeuten ist im Rahmen der speziellen Krankheitslehre der gynäkologische und geburtshilfliche Unterricht vorgeschrieben. Da aber vorhandene Grundkenntnisse bei dem Studienanfänger gar nicht und bei dem Nachqualifikanten nur bedingt vorausgesetzt werden können, ist dieses Lehrbuch zum besseren Einstieg und zur Vertiefung des Wissens konzipiert und kann darüber hinaus zur Examensvorbereitung dienen.

Sollte Bedarf an ein tiefer gehendes Studium bestehen, finden sich am Schluss entsprechende Literaturhinweise.

Dr. Wolfgang Harms
Im Dezember 2003

Inhaltsverzeichnis

1 Gynäkologie

1 Gynäkologie

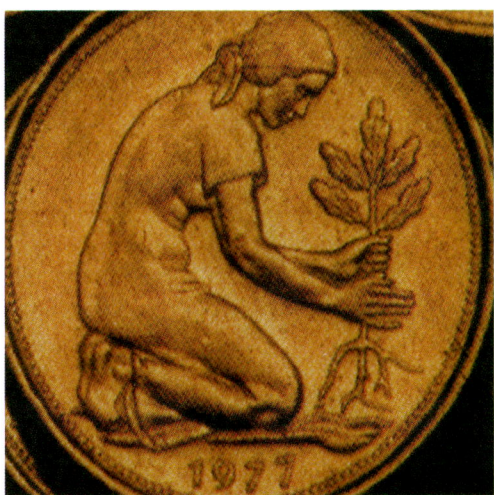

Rückseite einer 50-Pfennigmünze, als Symbol für die lebenserhaltende Bedeutung der Gynäkologie und Geburtshilfe.

Dieser erste Teil des Lehrbuchs
- aktualisiert Ihre Kenntnisse zur Anatomie der weiblichen Genitalorgane, des weiblichen Beckens und der Beckenbodenmuskulatur;
- informiert Sie über Untersuchungen und operative Eingriffe in der Gynäkologie und
- erklärt Ihnen die geschlechtspezifischen Entwicklungsphasen der Frau.
- Danach lernen Sie die gut- und bösartigen Erkrankungen der einzelnen Sexualorgane und der Brust mit ihren Symptomen und den Therapiemöglichkeiten kennen.
- Sie erfahren, was für die Krebsfrüherkennung wichtig ist und
- was Sie über Verhütung, Sterilität und Infertilität wissen sollten, finden Sie im hinteren Teil dieses Kapitels.

1.1 Grundlagen

Anatomie

Dieses Kapitel stellt anatomische Begriffe vor, die für ein gynäkologisches Grundwissen erforderlich sind. Der Schwerpunkt liegt auf den topografischen Zusammenstellungen und Abbildungen.

Äußeres Genitale (Vulva)

Das äußere Genitale zwischen Damm (*Perineum*) und Schamhügel (*Mons pubis*) besteht aus den großen und kleinen Schamlippen (*Labia majores und Labia minores*), der *Klitoris*, und

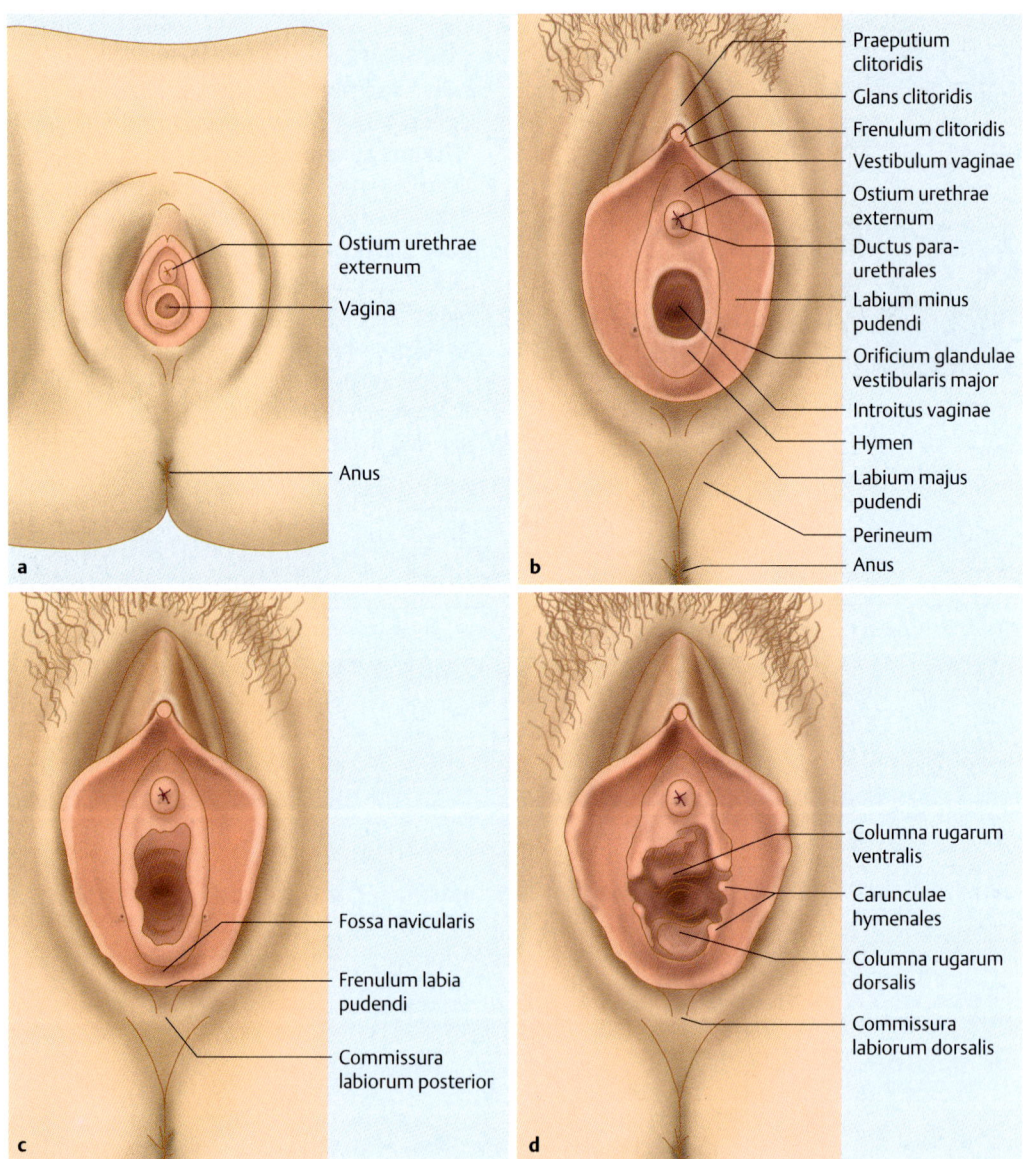

Abb. 1.1a–d Anatomie der Vulva in verschiedenen Lebensphasen. **a** Neugeborene. **b** Jungfrau. **c** Frau. **d** Mutter.

dem Scheideneingang (*Introitus vaginae*). Oberhalb des Scheideneingangs befindet sich die äußere Harnröhrenöffnung (*Ostium urethrae externum*). Einzelheiten sind in **Abbildung 1.1** zu erkennen.

Inneres Genitale

Scheide (*Vagina*), Gebärmutter (*Uterus*), Eileiter (*Tuben*) und die Eierstöcke (*Ovarien*) bilden das innere Genitale der Frau (**Abb. 1.2**). Die Gebärmutter besteht aus dem Gebärmutterkörper (*Corpus uteri*), einem Zwischenstück (*Isthmus uteri*) und dem Gebärmutterhals (*Cervix uteri* mit *Zervikalkanal*), der mit der *Portio vaginalis* in die Scheide hineinragt. Innen ist die Gebärmutter mit der Gebärmutterschleimhaut (*Endometrium*) besetzt (**Abb. 1.3**). Der zirkulär um die Porti verlaufende Raum wird (vorderes, hinteres, seitliches) *Scheidengewölbe* genannt.

Tuben und Ovarien bilden gemeinsam die Anhangsgebilde (*Adnexe*) der Gebärmutter (**Abb. 1.4**). An den Tuben unterscheidet man die *Pars intramuralis*, die *Pars isthmica*, die *Pars ampullaris* und den *Fimbrientrichter*. (**1.5**).

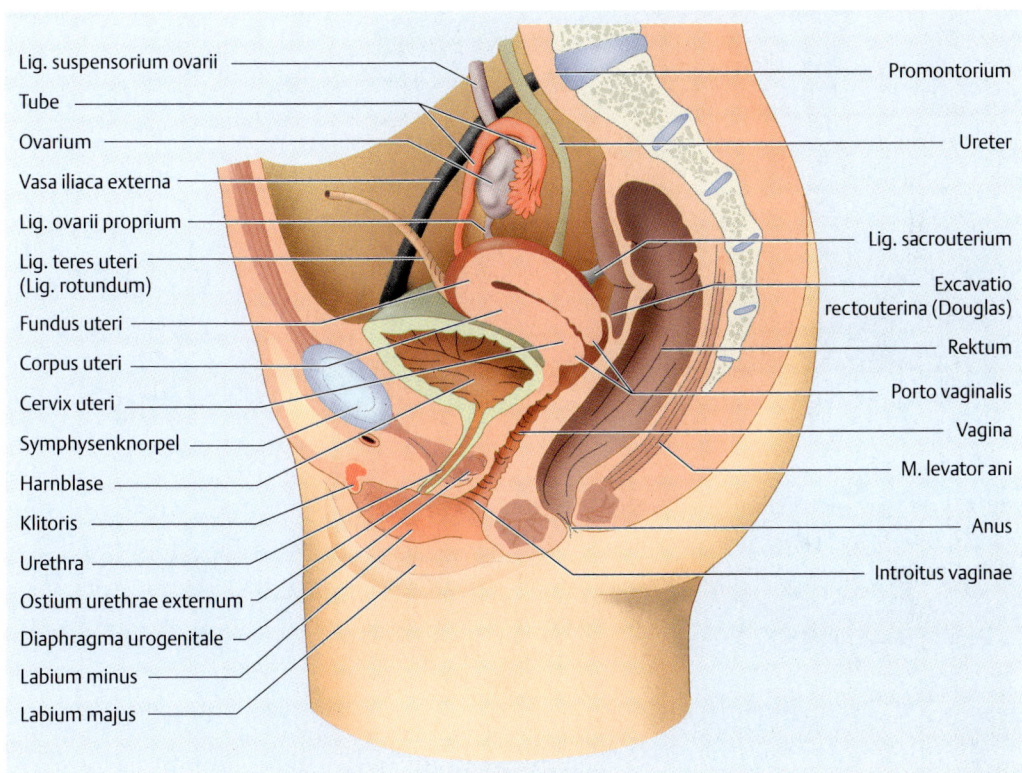

Abb. 1.2 Sagittalschnitt durch das weibliche Becken.

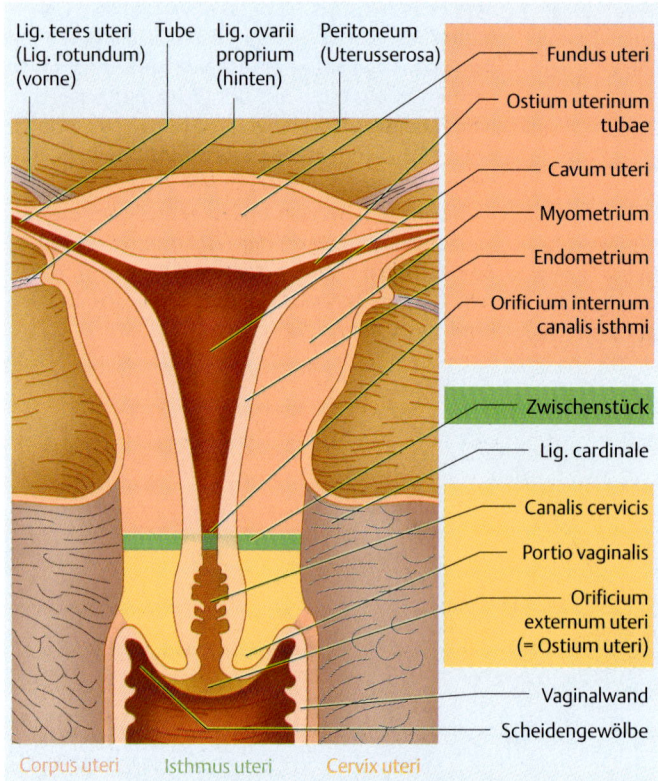

Lig. teres uteri (Lig. rotundum) (vorne)
Tube
Lig. ovarii proprium (hinten)
Peritoneum (Uterusserosa)

Fundus uteri
Ostium uterinum tubae
Cavum uteri
Myometrium
Endometrium
Orificium internum canalis isthmi

Zwischenstück
Lig. cardinale

Canalis cervicis
Portio vaginalis
Orificium externum uteri (= Ostium uteri)

Vaginalwand
Scheidengewölbe

Corpus uteri   Isthmus uteri   Cervix uteri

Abb. 1.3 Frontalschnitt durch den Uterus.

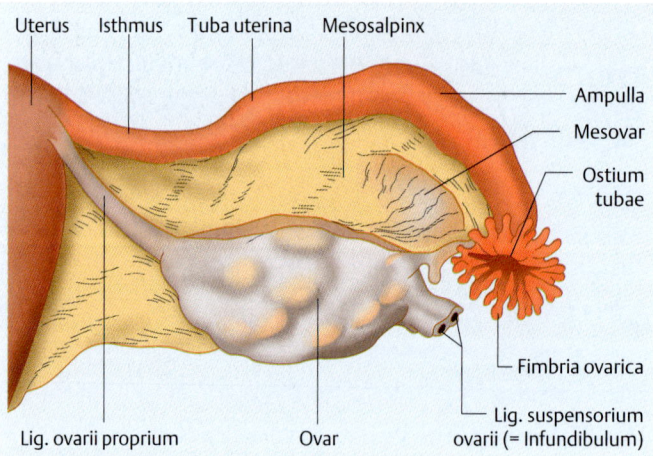

Uterus   Isthmus   Tuba uterina   Mesosalpinx

Ampulla
Mesovar
Ostium tubae

Fimbria ovarica
Lig. suspensorium ovarii (= Infundibulum)

Lig. ovarii proprium   Ovar

Abb. 1.4 Darstellung der rechten Adnexe.

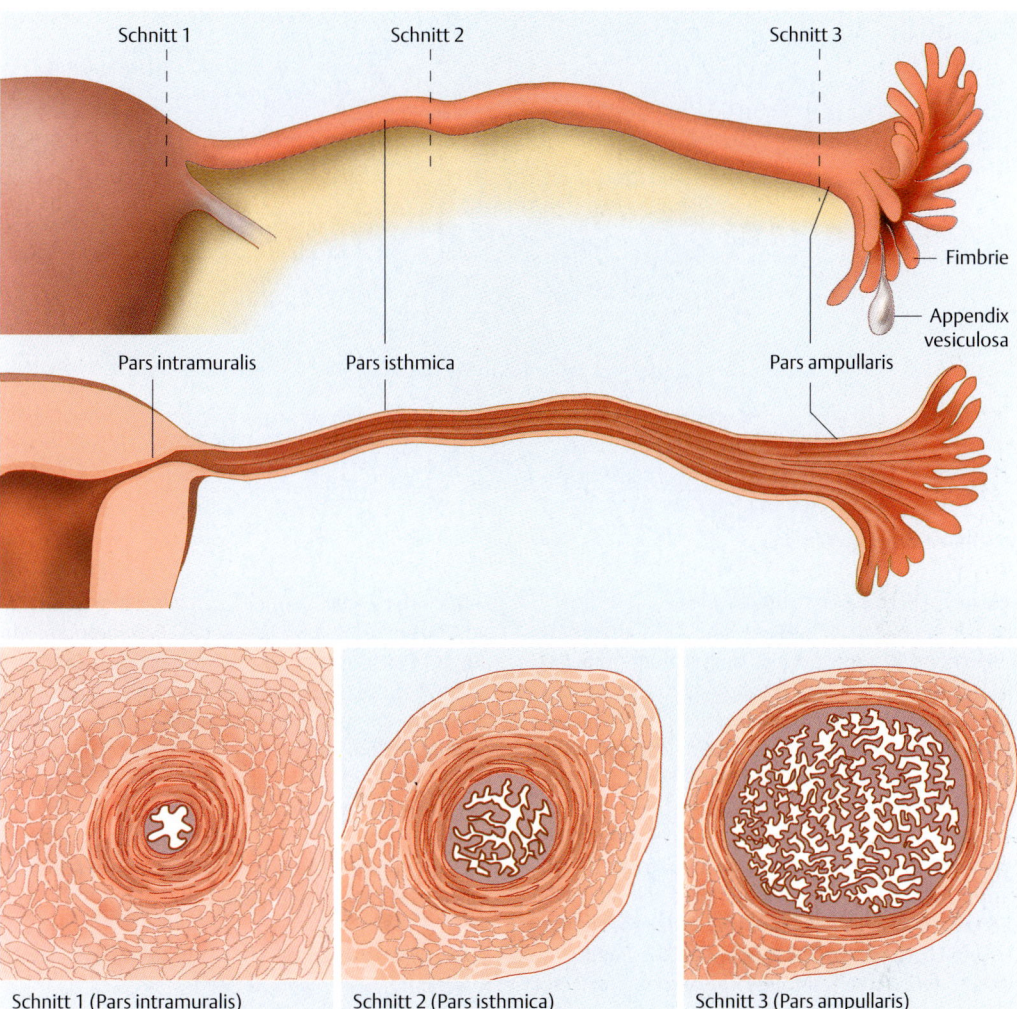

Schnitt 1   Schnitt 2   Schnitt 3

Fimbrie

Appendix
vesiculosa

Pars intramuralis   Pars isthmica   Pars ampullaris

Schnitt 1 (Pars intramuralis)   Schnitt 2 (Pars isthmica)   Schnitt 3 (Pars ampullaris)

Abb. 1.5 Anatomie der Tuben. Man beachte die filigrane Struktur der Tubenschleimhaut.

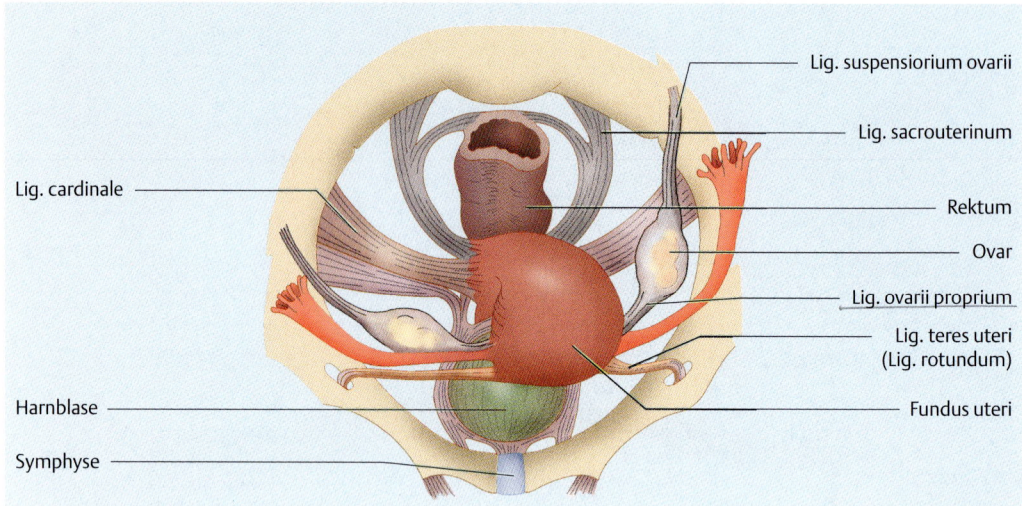

Abb. 1.6 Bandapparat des Uterus.

Labels in figure:
- Lig. suspensiorium ovarii
- Lig. sacrouterinum
- Lig. cardinale
- Rektum
- Ovar
- Lig. ovarii proprium
- Lig. teres uteri (Lig. rotundum)
- Harnblase
- Fundus uteri
- Symphyse

Ligamente der inneren Genitalorgane

Der Uterus und seine Adnexe sind mit Bändern beweglich im kleinen Becken aufgehängt (**Abb. 1.6**). Das *Lig. teres uteri* (Lig. rotundum, rundes Mutterband) fixiert den Uterus nach ventral und strahlt in den Leistenkanal ein. Das *Lig. cardinale* hält den Uterus lateral, das *Lig. sacrouterinum* fixiert ihn nach dorsal. Das *Lig. latum* (breites Mutterband) befindet sich als Bauchfellduplikatur seitlich des Uterus. Das *Lig. ovarii proprium* verläuft vom Ovar zur Uteruskante. Zwischen dem Ovar und der seitlichen Beckenwand verläuft das *Lig. suspensorium ovarii*.

Abb. 1.7 zeigt, wie sich der Zug der Bänder im Verlauf der Muskelfasern der Uteruswand fortsetzt.

Seitlich der Zervix befindet sich zwischen den serösen Blättern des Lig. latum das *Parametrium*, ein durch Peritonealduplikatur gebildeter Bindegewebsraum. Darin verlaufen blasennahe Anteile der Ureteren, Lymph- und Blutgefäße, sowie das Lig. cardinale (**Abb. 1.8**).

Lagepositionen des Uterus

Lage und Position des Uterus werden mit den Begriffen Flexio, Versio und Positio beschrieben. Es gibt zahlreiche Variationen (**Abb. 1.9**).

> *Die normale Lage des Uterus ist die Anteflexio-Anteversio.*

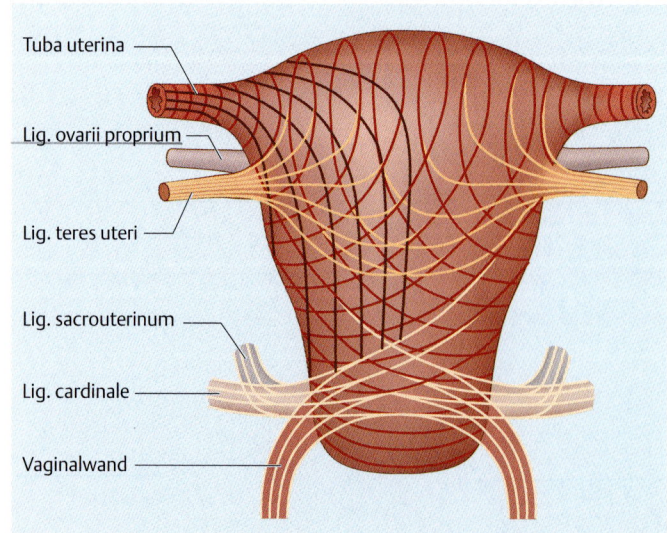

Labels in figure:
- Tuba uterina
- Lig. ovarii proprium
- Lig. teres uteri
- Lig. sacrouterinum
- Lig. cardinale
- Vaginalwand

Abb. 1.7 Verlauf der Muskelfasern in der Uteruswand.

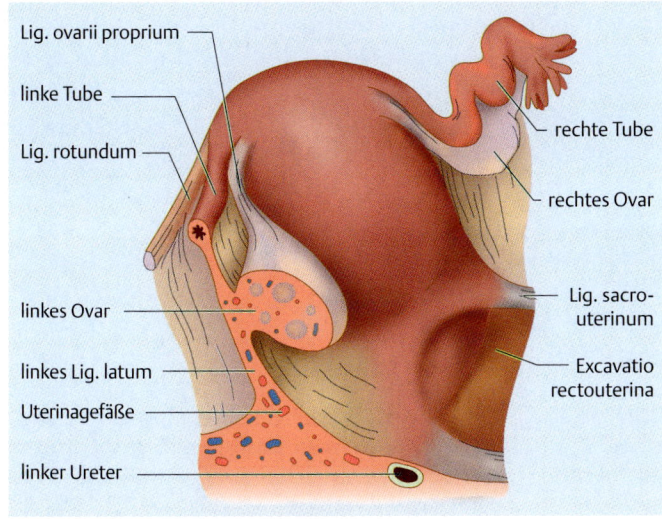

linke Tube

Lig. ovarii proprium

Lig. rotundum

rechte Tube

rechtes Ovar

linkes Ovar

Lig. sacro-uterinum

linkes Lig. latum

Excavatio rectouterina

Uterinagefäße

linker Ureter

Abb. 1.8 Darstellung des linken parametranen Raums mit Lig. latum links.

Flexio uteri: Beugung des Korpus gegenüber der Zervix in Höhe des inneren Muttermundes.
- Anteflexio uteri: Beugung des Corpus uteri nach vorn.
- Retroflexio uteri: Beugung des Corpus uteri nach hinten.

Versio uteri: Neigung des gesamten Uterus.
- Anteversio uteri: Neigung des Uterus nach vorn.
- Retroversio uteri: Neigung des gesamten Uterus nach hinten.

Positio uteri: Stellung des Uterus im Becken.
- Antepositio: Verlagerung des Uterus nach vorn.
- Retropositio: Verlagerung des Uterus nach hinten.
- Dextropositio: Verlagerung des Uterus nach rechts.
- Sinistropositio: Verlagerung des Uterus nach links.
- Elevatio: Verlagerung des Uterus nach oben.
- Descensus uteri: Verlagerung des Uterus nach unten.

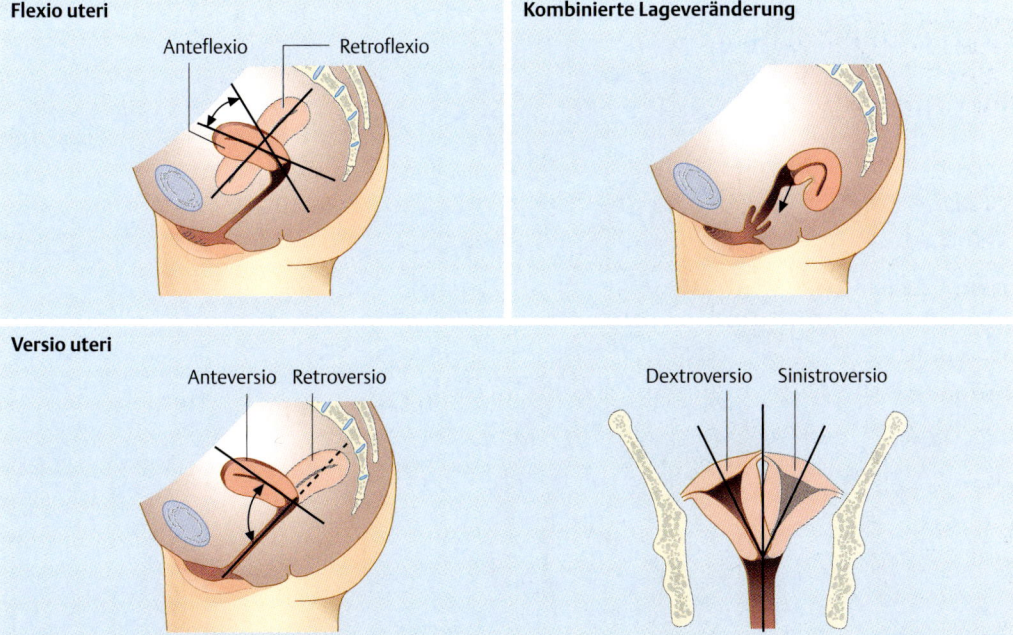

Flexio uteri

Anteflexio — Retroflexio

Kombinierte Lageveränderung

Versio uteri

Anteversio Retroversio

Dextroversio Sinistroversio

Abb. 1.9 Lagepositionen des Uterus.

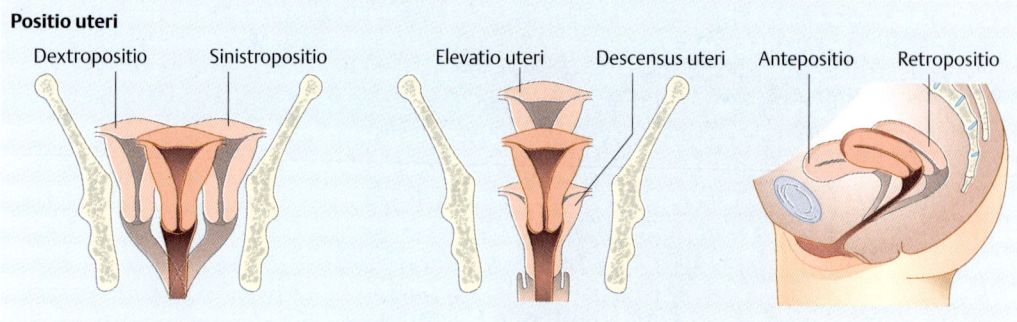

Positio uteri

| Dextropositio | Sinistropositio | Elevatio uteri | Descensus uteri | Antepositio | Retropositio |

Abb. 1.9 (Fortsetzung) Lagepositionen des Uterus.

Der Descensus uteri kann über einen Partialprolaps in einen Totalprolaps übergehen (siehe Kap. 1.3.6). Oft ist er begleitet von einer Senkung der Nachbarorgane:

- Zystozele: Senkung der vorderen Scheidenwand mit Senkung des Blasenbodens.
- Rektozele: Senkung der hinteren Scheidenwand mit Senkung der Mastdarmvorderwand (siehe Kap. 1.3.7).

Gefäße der inneren Genitalorgane
Der Uterus wird von der *A. uterina* versorgt (**Abb. 1.10**). Diese entstammt der A. iliaca interna.

Die A. uterina verzweigt sich in einen *R. ascendens*, der den Corpus uteri versorgt und den *R. descendens* der zur Cervix uteri zieht. Das Ovar wird von der *A. ovarica* versorgt, die direkt aus der Aorta abdominalis in Höhe der Renalarterien entspringt, als Variation auch aus der A. renalis. Der uterusnahe Teil des Ovars erhält sein Blut über den *R. ovaricus* des R. ascendens der A. uterina. Die Tube wird in ihrem distalen Anteil über Verbindungsäste aus der A. ovarica (Rr. tubarii) versorgt und in ihrem proximalen Anteil über den R. tubarius, der in Höhe des Fundus uteri aus dem R. ascendens uteri entspringt.

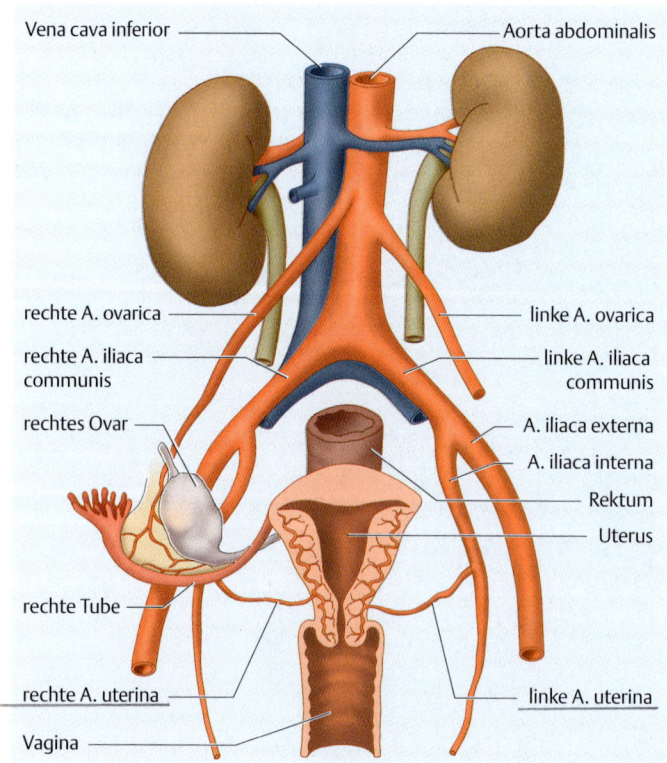

Vena cava inferior — Aorta abdominalis

rechte A. ovarica — linke A. ovarica

rechte A. iliaca communis — linke A. iliaca communis

rechtes Ovar — A. iliaca externa

— A. iliaca interna

— Rektum

— Uterus

rechte Tube —

rechte A. uterina — linke A. uterina

Vagina —

Abb. 1.10 Gefäße der inneren Genitalorgane.

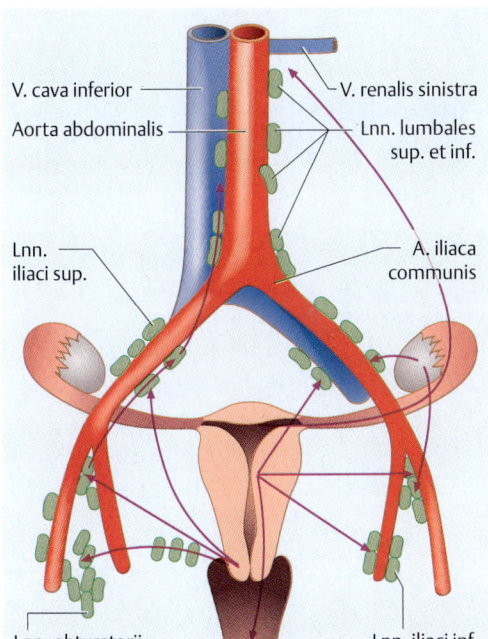

Abb. 1.11 Lymphabflusswege der inneren Genitalorgane.

Zwischen den Gefäßen der Tube und des Ovars bestehen mehrere feine Anastomosen. Der venöse Rückfluss erfolgt analog.

Lymphabflusswege
Lymphknoten finden sich im Parametrium und präsakral. Sie spielen eine große Rolle bei der lymphogenen Metastasierung des Zervix- und des Ovarialkarzinoms und müssen bei den großen Krebsoperationen mit entfernt werden. Weiterhin erfolgt der Lymphabfluss entlang der großen Gefäßbahnen pa-

railiakal und paraaortal. Aus dem Vulvabereich und dem vorderen Scheidendrittel erfolgt der Lymphabfluss vorwiegend über die Leistenlymphknoten (**Abb. 1.11**)

Weibliches Becken

Das weibliche Becken ist in seiner Form an die Erfordernisse von Schwangerschaft und Geburt angepasst. Es ist im Verhältnis zum männlichen Becken ausladender und größer, hat aber eine geringere Höhe als das Becken des Mannes. Der Beckeneingang ist bei der Frau ebenfalls größer und quer-oval geformt (**Abb. 1.12**).

Beckenboden

Der Beckenboden bildet einen fibromuskulären Abschluss des Beckenraumes nach kaudal und verschließt die untere Apertur des Beckenringes. Er trägt Blase, Uterus, Vagina und Rektum. Durchbrochen wird er in seinem vorderen Anteil von der Urethra und der Scheide, in seinem hinteren Anteil vom Rektum. Knöcherne Begrenzungspunkte der unteren Beckenapertur sind:

- nach ventral der untere Symphysenrand,
- zur Seite die Sitzbeinhöcker,
- nach dorsal das Os coccygis.

Im Aufbau des Beckenbodens kann man drei Schichten unterscheiden:
Die innere Schicht, das *Diaphragma pelvis* (**Abb. 1.13a**) setzt sich vorwiegend aus Muskulatur zusammen und bildet den sog. Kontraktilen Teil des Beckenbodens. Sie besteht aus dem *M. levator ani* (Pars pubica und Pars ischiadica) und dem *M. coccy-*

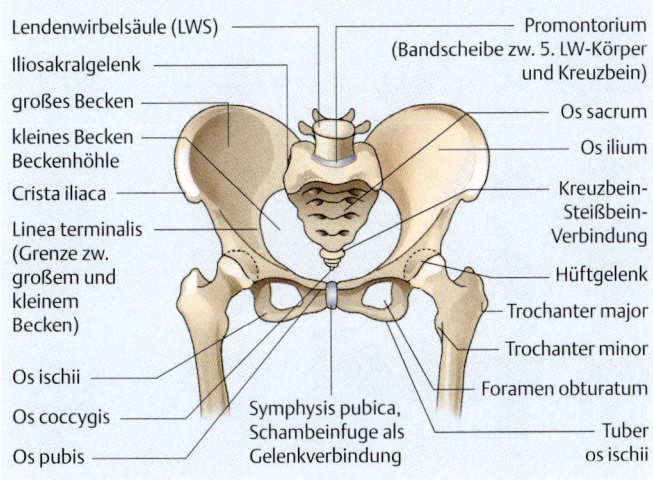

Abb. 1.12 Das knöcherne Becken.

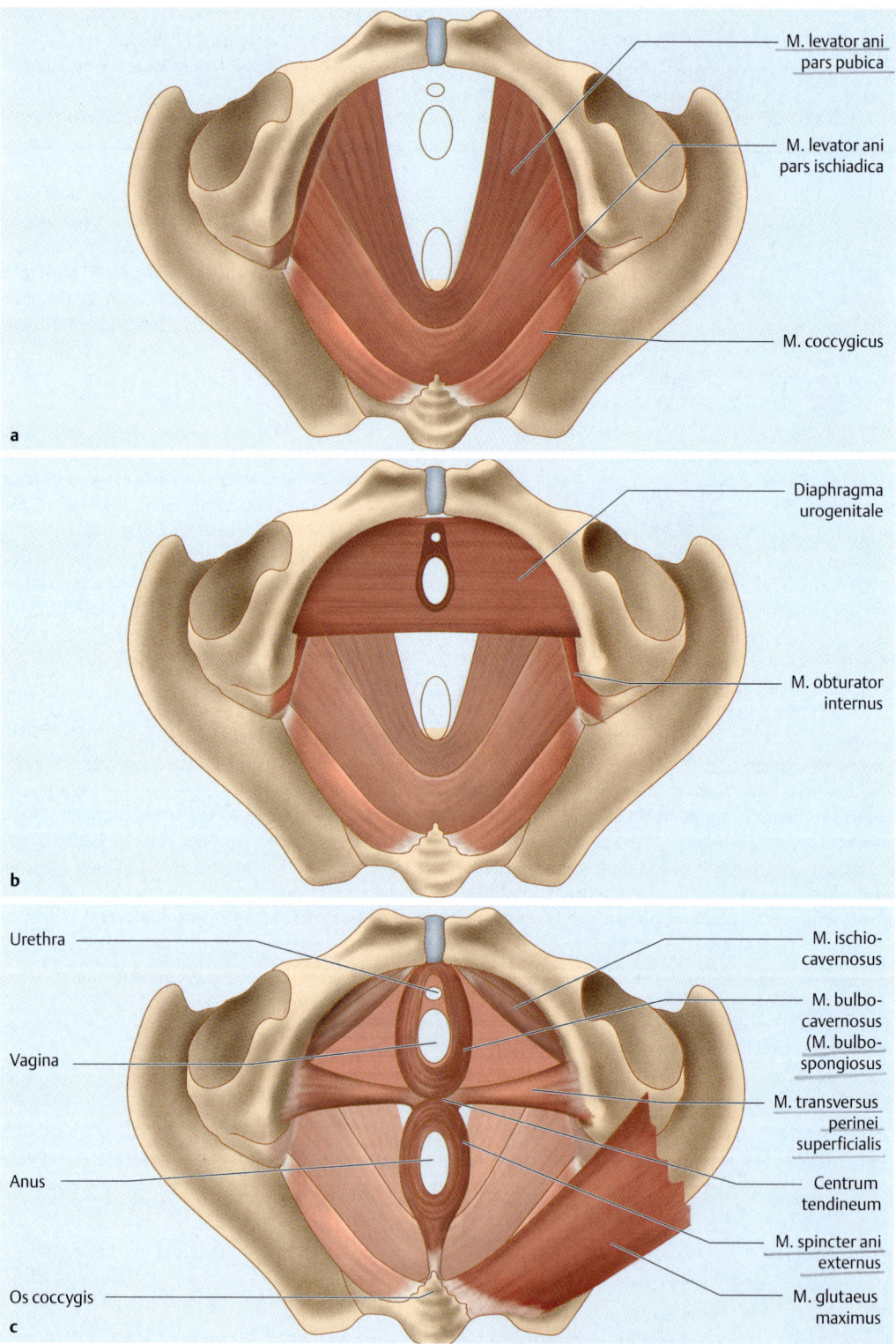

M. levator ani
pars pubica

M. levator ani
pars ischiadica

M. coccygicus

a

Diaphragma
urogenitale

M. obturator
internus

b

Urethra

M. ischio-
cavernosus

M. bulbo-
cavernosus
(M. bulbo-
spongiosus

Vagina

M. transversus
perinei
superficialis

Centrum
tendineum

Anus

M. spincter ani
externus

Os coccygis

M. glutaeus
maximus

c

Abb. 1.13a–c Die 3 Schichten des Beckenbodens. **a** Diaphragma pelvis. **b** Diaphragma urogenitale. **c** Schließmuskeln des Urogenitaltraktes und des Darms.

gis. Sie hat eine große geburtsmechanische Bedeutung, da sich durch ihren Muskelfaserverlauf eine nach unten verjüngende, trichterförmige Öffnung formiert, in die der vorangehende Kindsteil hineingeleitet wird und sich längs ausrichten kann.

Die mittlere Schicht, das *Diaphragma urogenitale* (**Abb. 1.13b**), ist eine quergestellte, von kräftigen Bindegewebsfasern durchsetzte Muskelplatte in der Form eines Dreiecks, die sich zwischen den seitlichen Sitzbeinhöckern und dem Symphysenbogen erstreckt. In ihrem vorderen Anteil verläuft der *M. transversus perinei profundus* und Teile des muskulären Harnröhrenverschlusses. Im hinteren Anteil wird sie von der Scheide durchzogen.

Die äußere Schicht ist die sog. Schließmuskelschicht (**Abb. 1.13c**). Sie wird gebildet vom *M. sphinkter ani, M. bulbospongiosus* (syn. M. bulbocavernosus), *M. transversus perinei superficialis* und *M. ischiocavernosus*. Die Fasern des M. bulbospongiosus und des M. sphinkter ani gehen in Form einer Acht ineinander über, wobei sie sich im *Centrum tendineum* im Dammbereich kreuzen.

Die Blutversorgung des Beckenbodens erfolgt über die Äste der A. pudenda interna, die ihrerseits aus der A. iliaca interna entspringt.

Struktur und Funktion des Ovars

Struktur

Das Ovar (weibliche Keimdrüse) ist paarig angelegt und hat etwa die Größe einer „Zwetsche". Es ist vom Peritoneum überzogen, besitzt ein Gekröse (*Mesovarium*) und ist dadurch in seiner Lage beweglich.

Die Größe des Ovars variiert mit dem Alter. Zwischen dem 15. und 18. Lebensjahr ist es am größten. Ursache hierfür ist das Heranwachsen der Follikel, die sich im Ovar vom Primär- zum Graaf-Follikel entwickeln. Ungefähr mit dem 30. Lebensjahr beginnt bereits die Rückbildung durch die langsame Abnahme der Follikelreifung.

Auf der Schnittfläche eines Ovars (**Abb. 1.14**) erkennt man Eibläschen und die Corpora lutea (Gelbkörper). Nach Zerfall des Gelbkörpers kommt es zu einer narbigen Umwandlung (Corpus albicans). Da jede Ovulation eine kleine Narbe hinterlässt, kann man von der Oberfläche des Ovars ablesen, ob es sich um das Organ einer jüngeren oder älteren Frau handelt. Das Ovar eines pubertären Mädchens ist an der Oberfläche glatt, während bei einer präklimakterischen Frau zahlreiche Ovulationsnarben zu erkennen sind. Das Ovar einer Frau im Senium ist senilatrophisch und durch Schrumpfung stark gyriert (gewunden).

Funktion

Das Ovar hat zwei wesentliche Funktionen:
- *generative Funktion*: Bereitstellung von befruchtungsfähigen Eizellen;
- *vegetative oder hormonelle Funktion*: Bildung der weiblichen Geschlechtshormone Östrogen und Progesteron (s. Kap. 1.2).

Die generative Funktion des Ovars ist im Vergleich zur generativen Funktion der männlichen Keimdrüsen sehr begrenzt. Während beim Mann die Spermiogenese mit einem gewissen Altersrückgang bis ins hohe Alter anhält, wird die Frau mit den ihr zur Verfügung stehenden Oozyten geboren. Eine weitergehende Neuproduktion erfolgt nicht. Mit Abschluss der Geschlechtsreife (Menopause) findet auch das Heranreifen der Oozyten ein Ende.

Die bei der Geburt eines Mädchens vorhandenen primären Oozyten (ca. 2 Millionen) vermindern sich bis zur Pubertät auf ca. 40 000. Davon kommen aber im Laufe der Geschlechtsreife nur ca. 400 zur Rei-

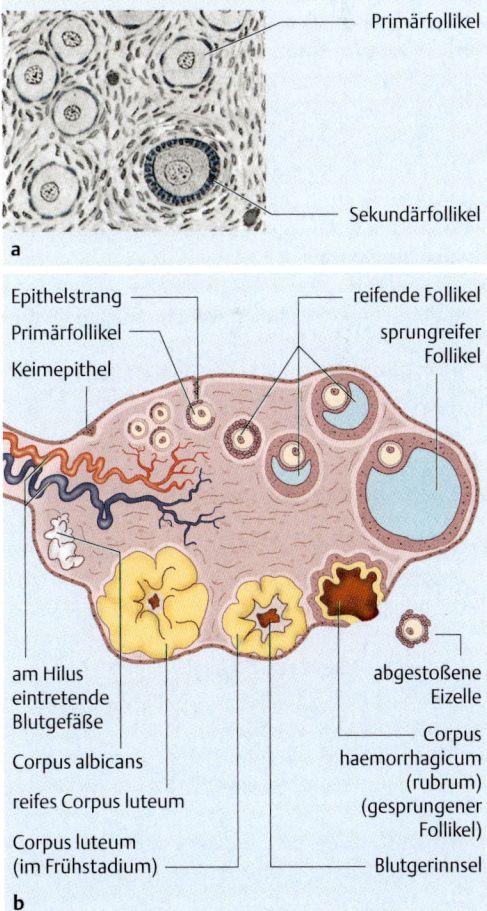

Abb. 1.14 Ovarialgewebe in Vergrößerung. **a** Primär- und Sekundärfollikel. **b** Tertiärfollikel.

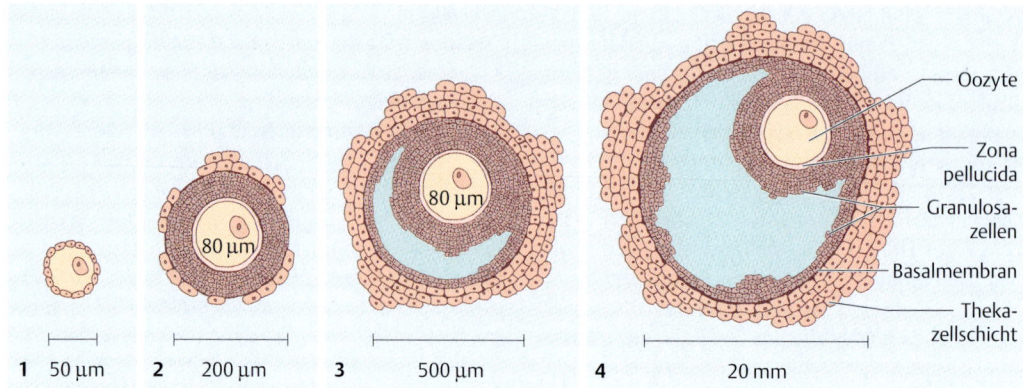

Abb. 1.15 Follikelentwicklung im Ovar. 1 Primärfollikel; 2 Sekundärfollikel; 3 Tertiärfollikel; 4 sprungreifer Graaf-Follikel.

fung (**Abb. 1.15**, **1.14**). Die Reproduktionsmöglichkeit ist beim weiblichen Geschlecht also gegenüber dem männlichen Geschlecht biologisch eingeschränkt.

Festlegung des Geschlechts: Ei- und Samenzellen besitzen durch die Reduktionsteilung nur den einfachen Chromosomensatz. Sie sind haploid (23 Chromosomen = Autosomen). Die Eizellen tragen nur das X-Chromosom, die Spermien entweder das X- oder Y-Chromosom (Heterosom).

- Weibliches Geschlecht: XX (diploid), nach Reduktionsteilung nur X (haploid).
- Männliches Geschlecht: XY (diploid), nach Reduktionsteilung entweder X oder Y (haploid).

Da die Eizellen nur das X-Chromosom tragen und vererben können, ist die Eizelle nie geschlechtsbestimmend. Das Geschlecht eines neu entstehenden Individuums hängt einzig und allein davon ab, ob die Eizelle von einem „X-Spermium" oder einem „Y-Spermium" befruchtet wird.

Gynäkologische Untersuchungen

Die gynäkologischen Untersuchungen dienen der ärztlichen Diagnose, der Krebsvorsorge und der Feststellung und Kontrolle einer Schwangerschaft. Folgende Untersuchungen werden durchgeführt:

- Gründliche Anamnese. Diese beinhaltet:
  - Regelanamnese (Menarche, Menopause, Blutungsverhalten),
  - Fluorbeschwerden,
  - Schwangerschaften (Parität) mit Entbindungsmodus,
  - Aborte (Häufigkeit, Gestationsalter),
  - gynäkologische Eingriffe,
  - venerische Infektionen,
  - Beschwerden bei Miktion und Defäkation,
  - familiäre Prädispositionen.

- Untersuchung der Brüste.
- Inspektion und Palpation des Abdomens.
- Inspektion des äußeren Genitales.
- Einstellung der Vagina und der Portio. Sie wird mit den sog. Spekula durchgeführt. Es gibt Röhrenspekula, selbsthaltende Spekula und zweiteilige Rinnenspekula. Die letzteren sind heute die gebräuchlichsten. Selbsthaltende Spekula haben den Vorteil, dass der Untersucher beide Hände für therapeutische Maßnahmen frei hat.
- Bimanuelle (rektale, rektovaginale) Untersuchung. Sie erfolgt in Steinschnittlage auf dem gynäkologischen Untersuchungsstuhl zur palpatorischen Beurteilung der inneren Genitalorgane. Sie wird in erster Linie vaginal durchgeführt, in besonderen Fällen aber auch rectal oder rectovaginal.
- Erforderliche Zellabstriche (Krebsvorsorge) und Sekretentnahme (Scheiden-pH, etc.).
- Kolposkopische Untersuchung.

Vor jeder gynäkologischen Untersuchung sollte die Blase (Katheterismus) entleert werden.

Gynäkologische Eingriffe

Die folgende Übersicht nennt typische gynäkologische Eingriffe. Allen Eingriffen gehen die oben erwähnten unverzichtbaren Untersuchungen voraus.

Laparoskopie	Bauchspiegelung (**Abb. 1.16**)
Kolposkopie	Betrachtung der Portio mittels Vergrößerung
Hysteroskopie	Spiegelung des Uteruskavums
Rektoskopie	Spiegelung des Enddarmes
Koloskopie	Spiegelung des gesamten Dickdarms

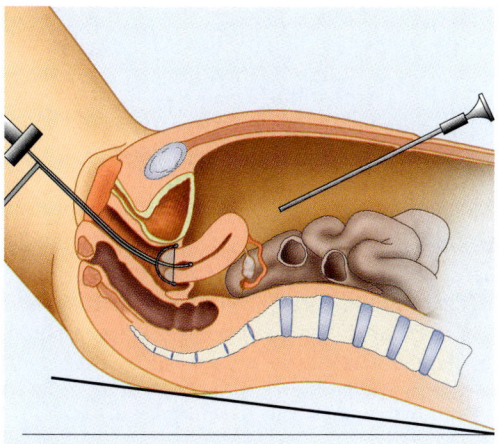

Abb. 1.16 Gynäkologische Laparaskopie.

Kürettage (Abrasio)	Ausschabung der Gebärmutter (**Abb. 1.17**)
Probeexzision (PE)	Gewebsentnahme zur histologischen Diagnostik
Enukleation	Herausschälen eines Tumors
Marsupialisation	Inzision von Zysten und Umnähung der Wundränder
Konisation	konische PE aus der Portio (**Abb. 1.18**)
Douglaspunktion	Punktion des Douglas-Raums durch das hintere Scheidengewölbe
Sterilisation	Unfruchtbarmachung durch Eileiterverschluss o. Ä.
Hysterektomie	Gebärmutterentfernung (abdominal oder vaginal)
Antefixations-Op	Aufrichtungs-Op bei Retroflexio uteri
Adnektomie	Entfernung einer oder beider Adnexe
Ovarektomie	Entfernung eines oder beider Ovarien
Salpinektomie	Entfernung einer oder beider Tuben
Wertheim-Op	Radikaloperation bei Zervixkarzinom
Vordere Scheidenplastik	zur Behebung der Zystozele
Hintere Scheidenplastik	zur Behebung der Rektozele
Scheiden-Damm-Plastik	zur Rekonstruktion des Beckenbodens

Kolpokleisis	Verschluss-Op der Scheide
Senkungs-Op	Besteht meistens aus einer Kombination von vaginaler Hysterektomie, vorderer Scheidenplastik und Scheiden-Damm-Plastik
Inkontinenzoperationen	zur Behebung der Harninkontinenz (Burch, Marshall-Marchetti, Schlingen-Op etc.)
Ablatio mammae	Brustamputation
Axilla-Dissektion	Entfernen der LK aus der Achselhöhle
Vulvektomie	Entfernen der Vulva bei Vulva-Ca

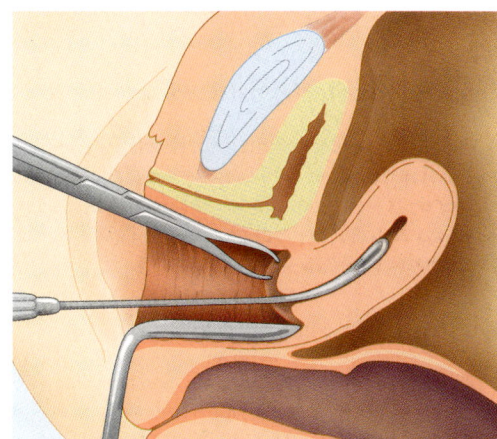

Abb. 1.17 Kürettage.

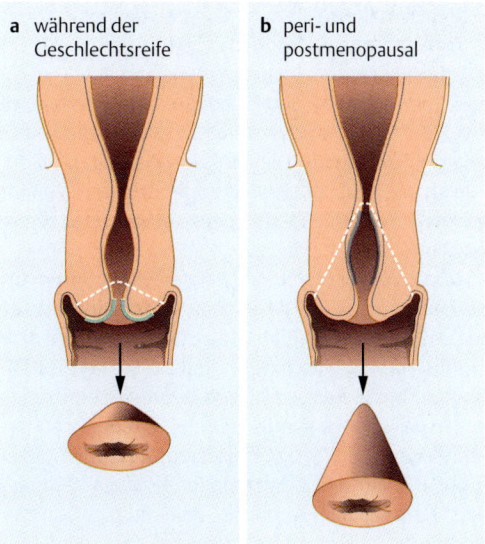

a während der Geschlechtsreife   **b** peri- und postmenopausal

Abb. 1.18 Kleinere und größere Konisation des Collum uteri.

1.2 Geschlechtsspezifische Entwicklungsphasen der Frau, Lebensphasen

Die geschlechtsspezifische Entwicklung der Frau lässt sich in mehrere Phasen einteilen:
- Pubertät (8.–15. Lebensjahr),
- Geschlechtsreife mit Fertilität und Menstruationstätigkeit (16.– ca. 49. Lebensjahr),
- Klimakterium (ab 50.– 65. Lebensjahr),
- Senium (ab 66. Lebensjahr).

Pubertät

Die Pubertät ist die Zeit der Ausbildung primärer und sekundärer Geschlechtsmerkmale bis zur vollen Geschlechtsreife (Thelarche und Menarche).

Geschlechtsreife, Menstruationstätigkeit

Die Zeit der Geschlechtsreife geht einher mit der Reproduktionsfähigkeit der Frau, die – mit abnehmender Tendenz – bis zum Klimakterium anhält. Äußeres Anzeichen des Reproduktionsvermögens ist der Menstruationszyklus.

Menstruationszyklus

> Unter Menstruationszyklus versteht man den zyklischen Ablauf der genitalen Blutung bei der Frau. Dieser Vorgang wird hormonell gesteuert. Er dauert 28 Tage (+/–4 Tage).

Man unterscheidet drei Zyklusphasen:
- Menstruationsphase: 1.–4. Zyklustag;
- Proliferationsphase: 5.–14. Zyklustag;
- Sekretionsphase: 15.–28. Zyklustag.

Am Endometrium unterscheiden wir anatomisch zwei Schleimhautschichten, die *Pars functionalis* und die *Pars basalis.* Die Funktionalis blutet bei der Menstruation ab, die Basalis bleibt erhalten. Von ihr geht wieder die Neubildung des abgebluteten Endometriums aus.

Hormonell wird der Zyklus vom Hypophysenvorderlappen reguliert. Dieser steht seinerseits über die sog. Releasing- und Inhibiting-Hormone unter dem Einfluss des Hypothalamus. Releasing- und Inhibiting-Hormone werden in den neurosekretorischen Zellen des Hypothalamus gebildet und über den Hypophysenstiel dem Hypophysenvorderlappen zugeführt. Die auf den Genitalzyklus Einfluss nehmenden Hormone der Hypophyse sind die sog. Gonadotropine:
- Follikelstimulierendes Hormon (FSH),
- Luteinisierendes Hormon (LH),
- Luteotropes Hormon (LTH = Prolaktin, PRL).

Menstruationsphase

Der 1. Tag der Regelblutung ist auch als 1. Zyklustag definiert. Am 4.–5. Tag Zyklustag sistiert die Blutung, weil unter dem ansteigenden Östrogenspiegel im Blut die Schleimhaut aus der Pars basalis heraus wieder zu proliferieren beginnt.

Proliferationsphase

Unter dem Einfluss von *FSH* reifen in der ersten Zyklushälfte die Follikel im Ovar sukzessive heran. Die Follikel produzieren zunehmend Östrogen, welches die Proliferation des Endometriums im Uterus bewirkt. Die Bildung von Östrogen erfolgt in den Granulosa- und Thekazellen der Follikel.

Sekretionsphase

Am 14. Tag erfolgt die Ovulation (Eisprung), ausgelöst durch ein bestimmtes Verhältnis von FSH und LH im Blut. Die Eizelle wird ausgestoßen und vom Fimbrientrichter aufgenommen. Die Follikelhülle bleibt im Ovar zurück. Diese Follikelhülle bildet sich zum Corpus luteum um. Das Corpus luteum produziert unter dem Einfluß von LH Progesteron, welches am Endometrium die Transformation in die Sekretionsphase bewirkt.

Gegen Ende der 2. Zyklushälfte geht die LH-Produktion zurück und somit geht auch das Corpus luteum langsam zugrunde. Dadurch sinkt der Progesteronspiegel im Blut, die Schleimhaut wird nicht mehr gestützt und blutet ab (erneute Menstruationsphase).

Danach wiederholt sich der Zyklus. Ein nächster Follikel reift unter dem Einfluss des FSH wieder heran und am Endometrium spielen sich die gleichen Vorgänge wie zuvor ab.

Es gibt im Zyklusablauf gewisse Rückkopplungen. So wirkt z.B. ein ansteigender Östrogenspiegel im Blut als Bremse für die FSH-Ausschüttung der Hypophyse. Diese Bremse wird wieder gelöst, sobald der Östrogenspiegel gegen Ende der zweiten Zyklusphase abfällt. Das Gleiche gilt für Progesteron. Durch dieses *Feedback* ist ein zyklischer Regelkreis überhaupt erst möglich (**Abb. 1.19**).

Tritt nach dem Eisprung eine Schwangerschaft ein, bleibt die Sekretionsphase erhalten, die Menstrua-

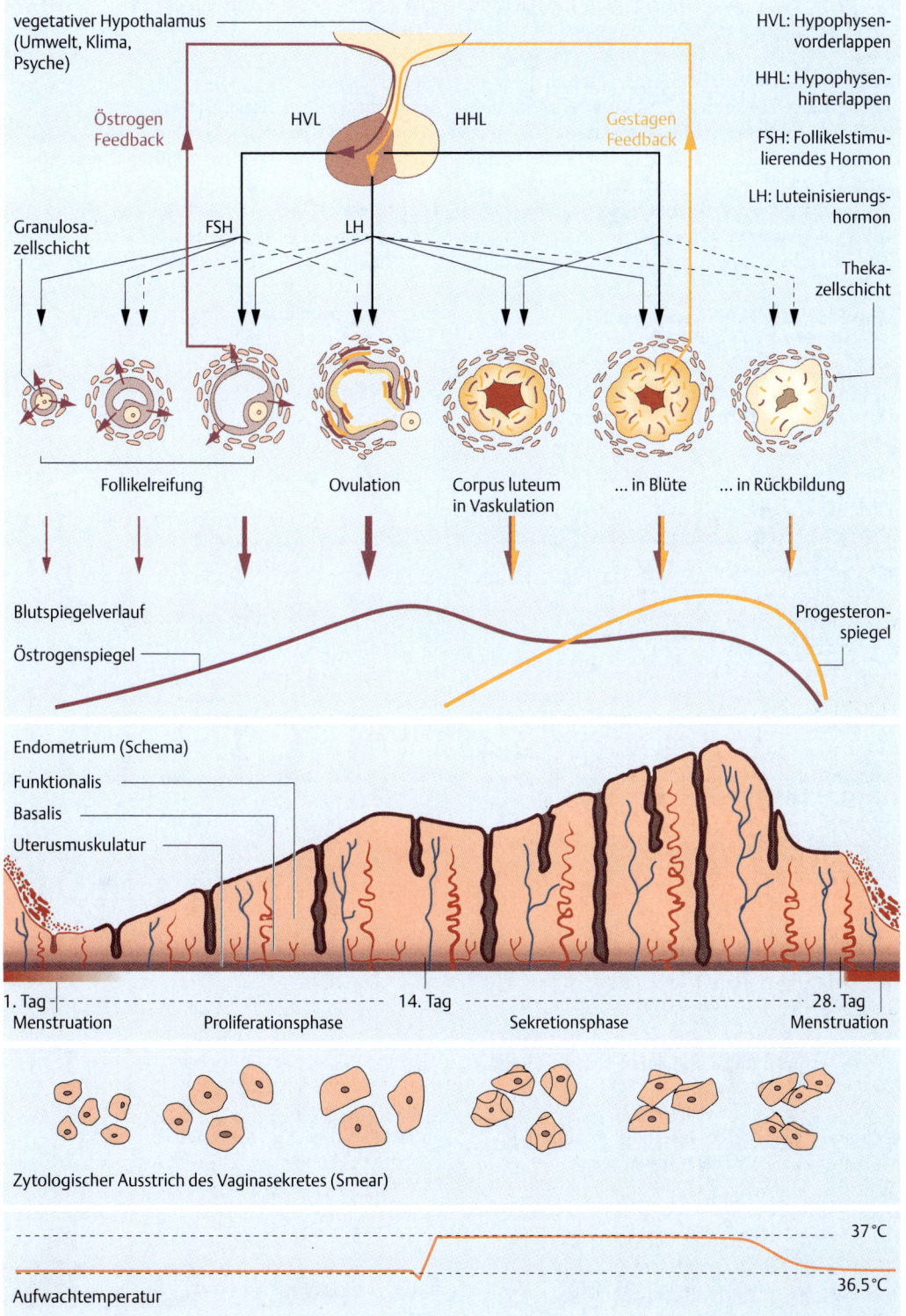

Abb. 1.19 Zyklusablauf: hormonelle Zusammenhänge zwischen Hypothalamus, Hypophyse und Endometrium (nach Stöckel, Lax 1960).

tion bleibt aus und die befruchtete Eizelle kann sich in der optimal vorbereiteten Schleimhaut einnisten (nidieren). Die Schleimhaut wird dann als Dezidua bezeichnet. Das Corpus luteum geht in diesem Falle nicht zugrunde, es bleibt erhalten und produziert mehr und mehr Progesteron. Dadurch kommt es nicht zum Abbluten der Schleimhaut und die Schwangerschaft wird geschützt. Dies geschieht solange, bis die Plazenta die Eigenproduktion von Progesteron aufgenommen hat. Prolaktin (PRL) stimuliert das Wachstum der Brustdrüsen

und induziert die Milchsynthese sowie die Milchfreisetzung.

Blutungsarten

Menstruation (Menses)	Regelblutung
Eumenorrhö	normales Blutungsintervall (28-tägig, plus/minus 4 Tage)
Dysmenorrhö	schmerzhafte Regelblutung
Amenorrhö	Ausbleiben der Menstruation
Hypermenorrhö	zu starke Regelblutung

Regelrechte Zyklen mit Menstruation von normaler Stärke und Dauer

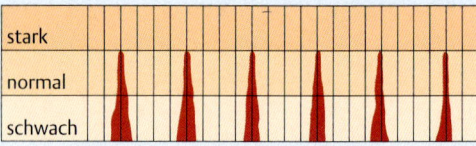

Tempoanomalien – Anomalien des Blutungsrhythmus

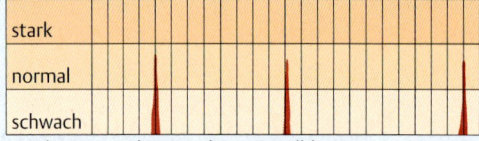

1. Oligomenorrhö: zu seltene Regelblutung

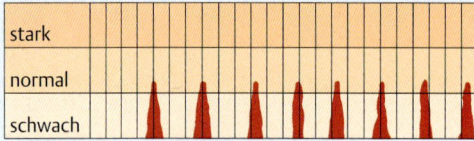

2. Polymenorrhö: zu häufige Regelblutung

Typusanomalien – Anomalien der Blutungsstärke

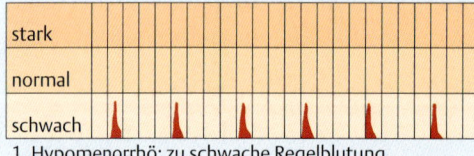

1. Hypomenorrhö: zu schwache Regelblutung

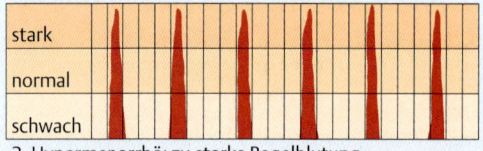

2. Hypermenorrhö: zu starke Regelblutung

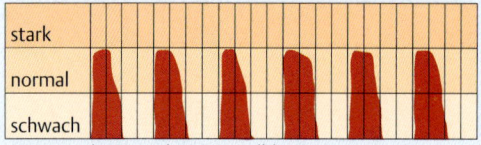

3. Menorrhagie: zu lange Regelblutung

Zusatzblutungen im biphasischen Zyklus

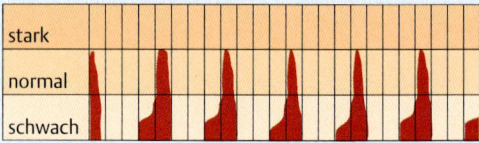

1. Vorblutung vor der eigentlichen Regelblutung

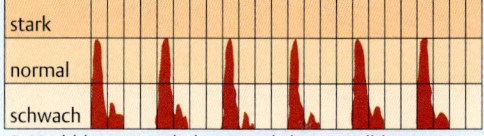

2. Nachblutung nach der eigentlichen Regelblutung

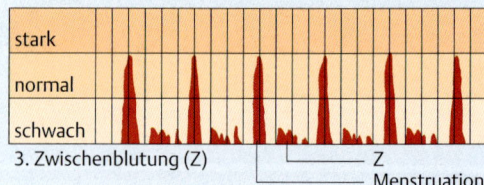

3. Zwischenblutung (Z)

4. Mittelblutung – Ovulationsblutung, besondere Form der Zwischenblutung

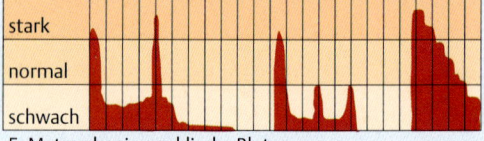

5. Metrorrhagie: azyklische Blutungen

Abb. 1.20 Kaltenbachschema.

Hypomenorrhö	sehr schwache Regelblutung
Oligomenorrhö	zu seltene Regelblutung (verlängerter Zyklus)
Polymenorrhö	zu häufige Regelblutung (verkürzter Zyklus)
Menorrhagie	verlängerte Regelblutung
Metrorrhagie	länger als 7 Tage anhaltende Blutung
Spotting	Schmierblutung
Menarche	erste Regelblutung im Adoleszentenalter
Menopause	letzte Regelblutung im Klimakterium
Klimakterische Blutung	Blutung in den Wechseljahren
Blutung im Senium	Blutung nach dem 65. Lebensjahr
Kontaktblutung	Blutung nach Scheiden- oder Portiokontakt (z.B. nach Verkehr)

Klimakterium („Wechseljahre")

Die *„Wechseljahre"* sind der Übergang von der vollen Geschlechtsreife zum Senium. Verursacht wird diese Phase durch das Erlöschen der Ovarialfunktion. Die letzte Periode wird als *Menopause* bezeichnet. Der Zeitraum davor als Prämenopause, der Zeitraum danach als Postmenopause.

Das Erlöschen der Ovarialfunktion und der dadurch entstehende Östrogenmangel bringen typische klimakterische Beschwerden mit sich:

- Zyklusstörungen, hauptsächlich in der Prämenopause;
- vegetative Störungen wie Herzklopfen, Schlaflosigkeit, Hitzewallungen, Schweißausbrüche, Depressionen, u.Ä.;
- Störungen der Blasenfunktion;
- Atrophie der Vaginalschleimhaut mit Kohabitationsproblemen;
- Entmineralisierung des Skelettsystems (Osteoporose).

Alle Beschwerden lassen sich durch eine Östrogensubstitution erfolgreich behandeln.

> Bei der Osteoporose nimmt die Knochendichte ab. Dadurch steigt die Anfälligkeit für Frakturen. Die wichtigste Aufgabe der Physiotherapie ist in diesem Zusammenhang die Sturzprophylaxe und die Verbesserung der Muskelkraft sowie der Erhalt einer möglichst aufrechten Haltung.

Senium

Das Senium ist gekennzeichnet durch eine nachlassende Leistungsfähigkeit. Das körperliche und geistige Vermögen verringert sich. Die Anfälligkeit gegen Erkrankungen nimmt zu. Altersbedingte Erkrankungen werden häufiger.

Durch eine konsequente Gesundheitsvorsorge im Rahmen der Geriatrie und eine adäquate Lebensweise kann das Senium heute im Sinne einer Verbesserung der Lebensqualität beeinflusst werden.

1.3 Gutartige gynäkologische Erkrankungen

1.3.1 Erkrankungen der Vulva

Gutartige Erkrankungen der Vulva sind relativ häufig, da es zahlreiche Ursachen dafür gibt. Auch hygienische Verhältnisse spielen hierbei eine Rolle. In der Mehrzahl erstrecken sich vulväre Erkrankungen gleichzeitig auf den Vaginalbereich, da die auslösenden Ursachen auf die Vagina übergreifen. Man spricht dann von vulvo-vaginalen Erkrankungen.

Auch dermatologische und venerologische Erkrankungen kommen im Vulvabereich vor, wie z.B. die Psoriasis, der luetische Primäraffekt und der weiche Schanker (Ulcus molle). Die venerologischen Erkrankungen sind meldepflichtig.

Entzündliche Vulvaerkrankungen

Entzündliche Vulvaerkrankungen sind durch die *vier Kardinalsymptome der Entzündung* gekennzeichnet: Calor (Erwärmung), Dolor (Schmerzen), Rubor (Rötung), Tumor (Schwellung). Hinzu kommt meist noch ein quälender Juckreiz (Pruritus).

Vulvitis, Bartholinitis, Bartholinischer Abszess, Labien-Abszess

Ursachen
- Pilzbefall (**Abb. 1.21**, **1.22**),
- bakteriell (**Abb. 1.23**),
- allergisch,

- Diabetes mellitus,
- parasitär (Filzläuse, Krätze),
- mechanisch (zu enge Kleidung).

Symptome
- Rötung,
- Schwellung,
- Juckreiz,
- Schmerzen.

Therapie
- Bekämpfung der Ursachen,
- Antibiotika,
- Antimykotika;
- bei Abszessbildung Inzision.

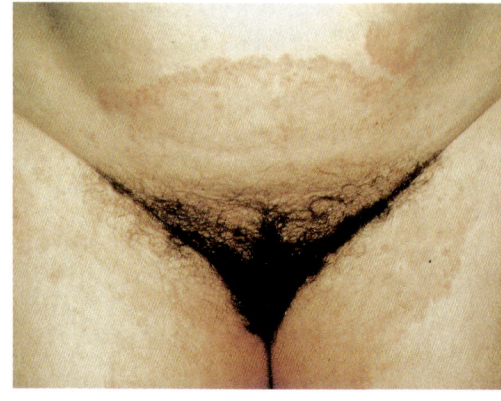

Abb. 1.22 Fadenpilzinfektion im perivulvären Bereich mit Randbetonung (aus Petersen 1997).

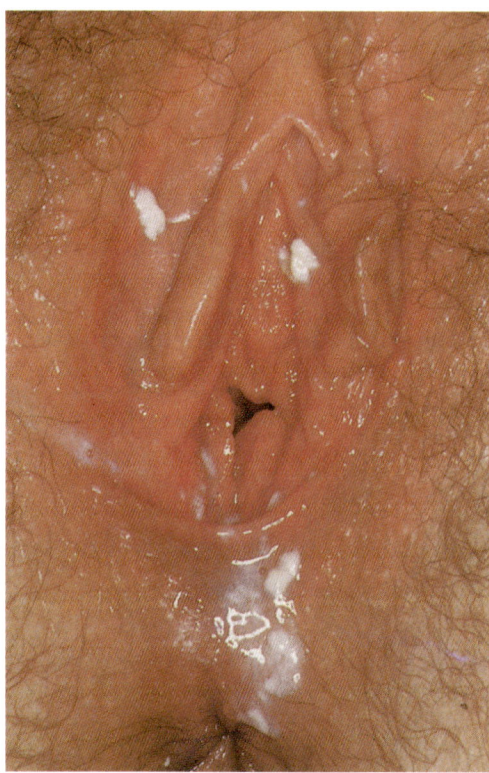

Abb. 1.21 Candidavulvitis mit diffuser Rötung und Schwellung der Vulva mit flockigem, weiß-gelblichem Fluor (aus Petersen 1997).

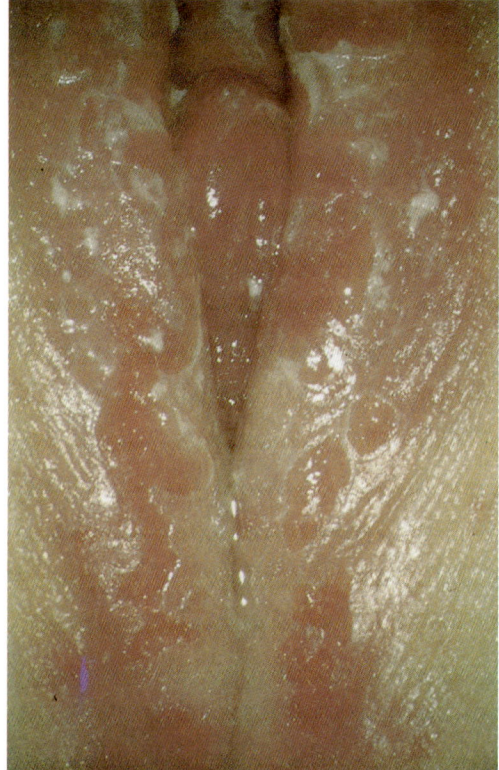

Abb. 1.23 Vulvitis durch Streptokokken der Gruppe A (aus Petersen 1997).

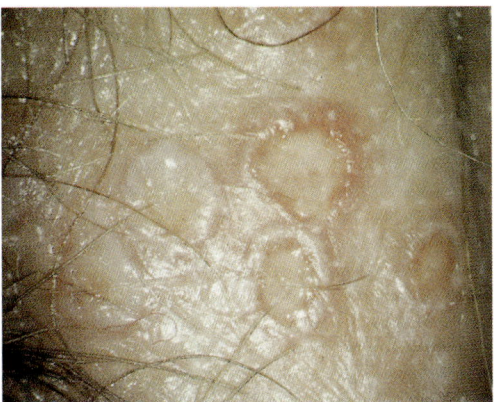

Abb. 1.24 Primärer Herpes genitalis der Vulva bei 42-jähriger Patientin (aus Petersen 1997).

Herpes genitalis

Ursache
- Herpesviren (**Abb. 1.24**).

Symptome
- Schmerzen,
- Schwellung der Leistenlymphknoten.
Hohe Infektiosität, ausgeprägte Rezidivneigung.

Therapie
- Antivirale Medikamente.

Luetischer Primäraffekt (**Abb. 1.25**)

Ursache
- Treponema pallidum (Spirochäten, Syphillis-erreger).

Symptome
- Stadium I: hartes, indolentes Ulkus (harter Schanker).
- Stadium II: nach ca. 10 Wochen Papeln und Pusteln an der Körperoberfläche.
- Stadium III: nach mehreren Jahren Befall der inneren Organe mit neurologischen Ausfällen (Paralysis agitans, Tabes dorsalis).

Therapie
- Penicillin-Kuren.

Präneoplasien

Viele Epithelveränderungen im Vulvabereich zeigen eine Tendenz zur Malignisierung und sind daher besonders kontrollbedürftig. Das Entartungsrisiko schwankt zwischen 3–25%. Die Latenzphase bis zur

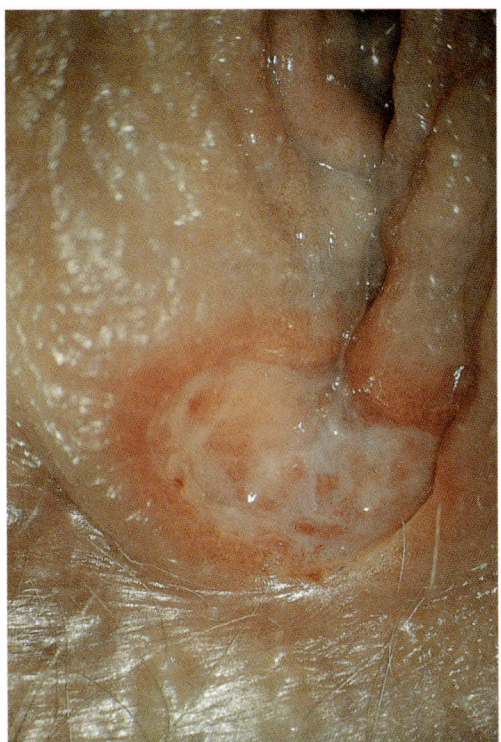

Abb. 1.25 Frische Lues. Primäraffekt (aus Petersen 1997).

Manifestation eines invasiven Karzinoms ist oft recht lang (bis zu 20 Jahren).

Craurosis vulvae (Lichen sclerosus)

Ursachen
- Schwund der kollagenen und elastischen Fasern,
- Epidermis-Atrophie (v. a. bei älteren Frauen).

Symptome
- Starker Pruritus (Juckreiz).

Therapie
- Östrogensalben und Östrogensubstitution,
- evtl. histologische Abklärung.

Leukoplakie

Ursache
- Hyperkeratose.

Symptome
- Pruritus.

Therapie
- Exzision im Gesunden.

Tumoröse Vulvaveränderungen

Condylomata acuminata (Feigwarzen)
(**Abb. 1.26**)

Ursache
- Humane Papillomaviren (HPV).

Symptome
- Juckreiz,
- gutartige, warzenförmige Epithelwucherungen,
- kosmetisch nachteilig.

Therapie
- Abtragung mit Laserstrahl oder Elektrokoagulation.

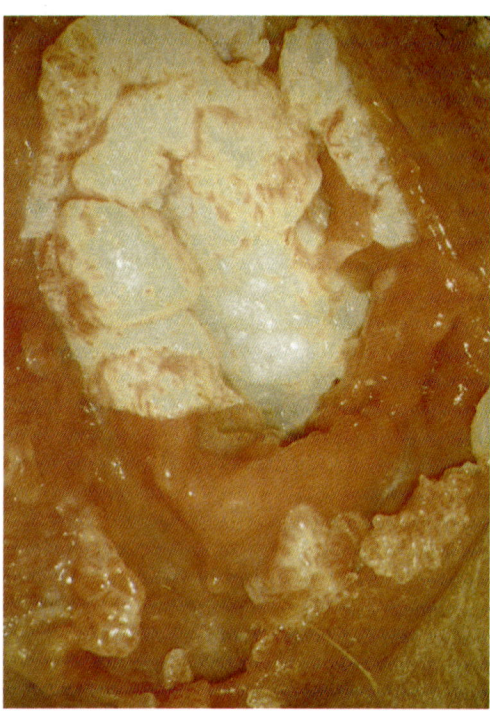

Abb. 1.26 Ausgeprägter Befall der Vulva mit Condylomata acuminata (Papillomviren) (aus Petersen 1997).

Bartholin-Zyste

Ursache
- Retentionszyste der Bartholin-Drüse.

Symptome
- Schwellung der großen Labie.

Therapie
- Marsupialisation.

Atherome

Ursache
- Retention von Talgdrüsen.

Symptome
- Mögliche Furunkelbildung durch Infektion.

Therapie
- Operative Entfernung.

Fibrome, Lipome

Ursache
- Gutartige Bindegewebs- oder Fettgewebswucherung.

Symptome
- Kaum, kosmetisch nachteilig.

Therapie
- Operative Entfernung.

Labienhypertrophie

Ursache
- Angeboren.

Symptome
- Kohabitationshindernis.

Therapie
- Labienresektion.

1.3.2 Erkrankungen der Vagina

In der Scheide herrscht ein saures Milieu (pH-Wert 4–5). Dieses saure Milieu schützt vor aszendierenden Infektionen, da es bakteriostatisch wirkt. Es entsteht durch fermentativen Abbau des im Scheidenepithel und Scheidensekret enthaltenen Glykogens (Mehrfachzucker) zu Milchsäure. Verantwortlich hierfür sind die in der gesunden Scheide vorkommenden Döderlein-Bakterien. Wird dieser physiologische Abwehrmechanismus der Scheide gestört, werden aufsteigende Infektionen begünstigt.

Häufig ist das saure Milieu unmittelbar nach der Menstruation ins alkalische Milieu verschoben. Deshalb treten die aszendierenden Genitalinfektionen häufig nach der Periode auf. Scheidenspülungen aus hygienischen Gründen sollen unbedingt vermieden werden, da sie den Abwehrmechanismus stören.

Entzündliche Erkrankungen

Fluor vaginalis

Ein Kardinalsymptom entzündlicher Scheidener-
krankungen ist der *Fluor vaginalis.* Schon aus der Beschaffenheit des Ausflusses lässt sich häufig auf die
Ursache der Entzündung schließen.

Ein gewisses Maß an Fluor kann durchaus physiolo-
gisch sein (Fluor albus). Er besteht aus zyklusabhän-
gigem Zervixschleim und abgeschilferten Epithelzellen. Bei vegetativer Stimulation der Patientin
kann er gelegentlich auch verstärkt auftreten (psy-
choreaktiver Fluor). Ist der Fluor dagegen verfärbt,
fötide, schaumig oder weißlich-flockig, ist er in jedem Fall pathologisch. Beispiele hierfür sind:

- bakterieller Befall: gelblich-grünlich;
- Candida albicans: weißlich;
- Trichomonaden: grünlich schaumig;
- In der Legende zu **Abb. 1.28** ist der Fluor bei Tri-
  chomonaden gelblich
- Scheiden-Ca: blutig;
- Fremdkörper: eitrig-blutig;
- Amin-Kolpitis: fötide.

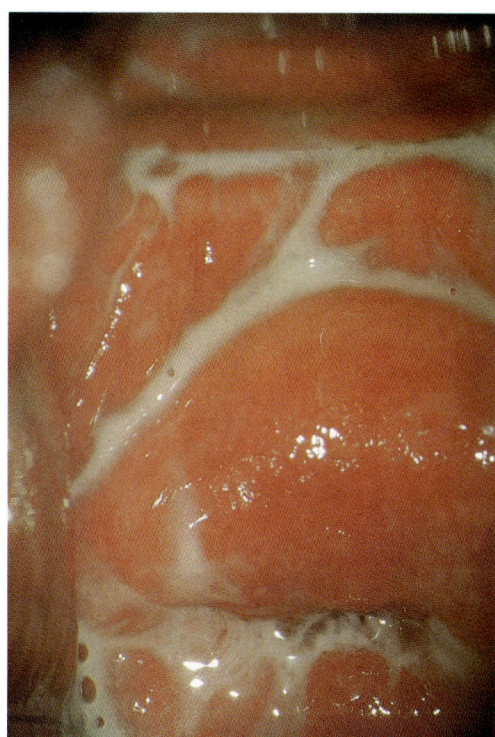

Abb. 1.28 Trichomonadenkolpitis. Starke Rötung der Vagina
und Vulva mit gelblich blasigem Fluor (aus Petersen 1997).

Fluor entsteht nicht nur bei entzündlichen Schei-
denerkrankungen, sondern auch bei Erkrankung höher gelegener Genitalstrukturen. Zum Beispiel bei
Zervizitis (zervikaler Fluor), Korpus-Ca oder Pyometra (korporaler Fluor), Adnexentzündungen und Tu-
ben-Ca (tubarer Fluor).

> *Fluor ist ein Symptom, keine Diagnose!*

Vaginitis

Ursachen

- Bakteriell (Streptokokken u. Staphylokokken),
- Gardnerella-Bakterien (Aminkolpitis) (**Abb. 1.27**),
- Pilzinfektion (Soor),
- Trichomonaden (Einzeller, Flagellaten)
  (**Abb. 1.28**),
- traumatisch, Fremdkörper intravaginal.

Symptome

- Schwellung,
- Rötung,
- Juckreiz,
- starker Fluor,
- weiße Beläge bei Soor.

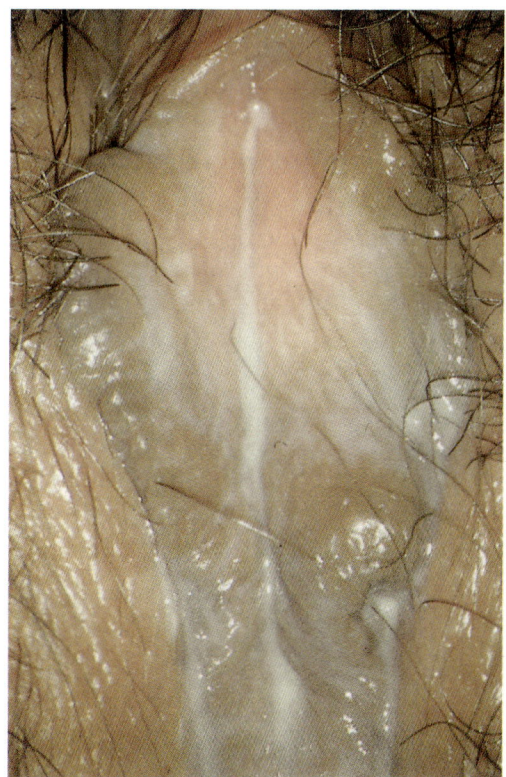

Abb. 1.27 Aminkolpitis. Eines der Hauptsymptome, der Aus-
fluss, ruft bei der Patientin wegen seiner Dünnflüssigkeit das Ge-
fühl der Nässe hervor (aus Petersen 1997).

Therapie
- Ursachenbekämpfung,
- lokal mit Salben u. Vaginalzäpfchen.

Senile Kolpitis

Ursache
- Östrogenmangel bei älteren Frauen.

Symptome
- Atrophie der Scheidenschleimhaut,
- brennender Schmerz,
- Kohabitationsprobleme.

Therapie
- Lokale Östrogenbehandlung,
- Östrogensubstitution.

Fehlbildungen

- Hymenalatresie: keine Hymenalöffnung (**Abb. 1.29a-b**),
- Scheidenseptum: Trennwand in der Scheide,
- Scheidenaplasie: völliges Fehlen der Scheide,
- Vagina duplex: doppelte Scheide (**Abb. 1.29c**).

Fehlbildungen der Scheide sind angeboren (s. Kap. 1.3.5). Eine Therapie ist nur operativ möglich, allerdings nicht in allen Fällen. Bei der Scheidenaplasie gibt es Möglichkeiten, eine Scheide operativ zu bilden. Die Rekonstruktion erfolgt entweder über eine implantierte isolierte Darmschlinge (Darmscheide), oder durch das Implantieren eines aus dem Oberschenkel oder Gesäß entnommenen Hautlappens (Hautscheide). Wichtig ist, dass die operativ geformte Scheide nicht wieder obliteriert oder steno-

siert. Dies wird verhindert durch das Einsetzen einer Phallusprothese für ca. 3–4 Wochen.

Tumoröse Veränderungen

Scheidenzysten

Ursache
- Rudimentär aus Gartner-Gang-Resten, Gardner-Gang-Zyste.

Symptome
- Bei Größenzunahme Druckbeschwerden.

Therapie
- Marsupialisation.

Fibrome, Fibromyome

Ursache
- Nicht bekannt, sehr seltene Tumoren.

Symptome
- Bei Größenzunahme Kohabitationsprobleme.

Terapie
- Operation bei Beschwerden.

Traumatische Erkrankungen

Typische Verletzungen der Scheide sind Pfählungs- und Kohabitationsverletzungen. Je nach Ausmaß der Schädigung ist eine operative Versorgung erforderlich (**Abb. 1.30a–b**).

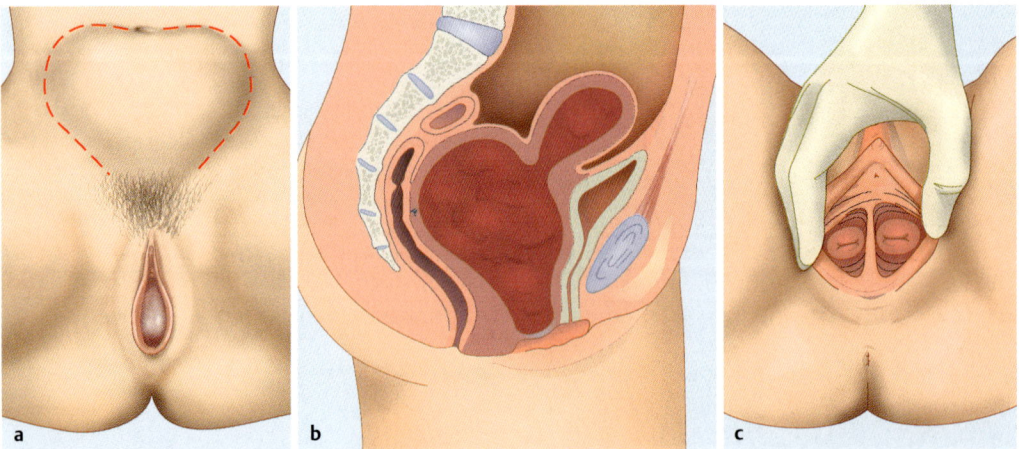

Abb. 1.29a–c Fehlbildungen der Scheide (aus Pfleiderer 2001). **a** Hymenalatresie: Das Hymen wölbt sich prall vor. Der Uterus ist fast bis auf Nabelhöhe mit Blut gefüllt. Durch eine einfache Inzision lässt sich diese Situation beheben. **b** Ansicht im Frontalschnitt. **c** Vagina duplex. Ein Scheidenseptum trennt die linke von der rechten Scheide.

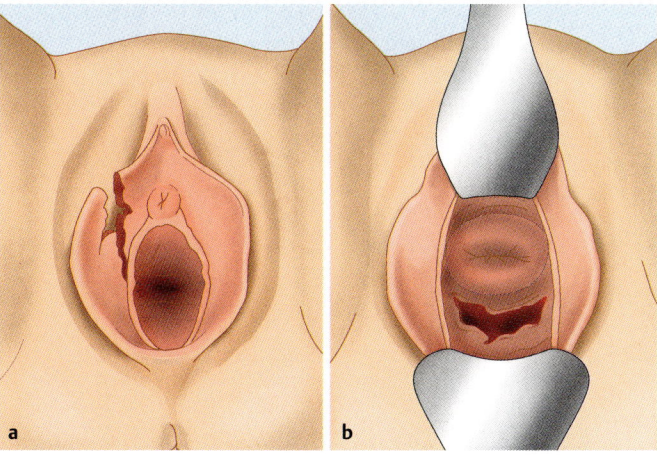

Abb. 1.30a–b Scheidenverletzungen (aus Pfleiderer 2001). **a** Risswunde, Pfählungsverletzung. **b** Kohabitationsverletzung im hinteren Scheidengewölbe.

1.3.3 Erkrankungen der Portio uteri

Ektopie

Verlagerung der Gebärmutterschleimhaut auf die Portio (**Abb. 1.32a**).

Ursachen
- Hormonelle Überstimulation, z. B. nach langer Pilleneinnahme,
- häufig auch nach Entbindungen.

Symptome
- Glasiger, schleimiger Fluor,
- Kontaktblutungen.

Therapie
- Entfernung mit Laser oder Elektrokoagulation.

Erosion

Epitheldefekt/Ulkus des Plattenepithels der Portio.

Ursachen
- Chronische Entzündungen,
- ältere, geburtstraumatische Verletzungen.

Symptome
- Kontaktblutungen,
- blutiger Fluor.

Therapie
- Histologische Abklärung durch PE oder Ringbiopsie,
- evtl. kleine Konisation zur Sanierung.

Leukoplakie

Verhornungstendenz des Portioepithels, Hyperkeratose.

Ursache
- Chronische Reizzustände.

Symptome
- Weißliche, nicht abstreifbare Verhornungsbezirke im Plattenepithel der Portio.

Therapie
- Histologische Abklärung.

Portiozysten (Ovula Nabothi)

Die Bezeichnung Ovula Nabothi ist historisch zu erklären. Ihr Beobachter, der Chirurg (1675–1721) Naboth, hielt diese Retentionszysten früher für die aus der Zervix austretenden Ovula.

Ursache
- Retentionszysten, entstehen durch Epithelüberwucherung ektropionierter Zervixschleimhaut (Ektopien).

Symptome
- Kaum Symptome.

Therapie
- „Stichelung" bei Größenzunahme.

Zusammenfassung

Die Veränderungen an der Portio uteri verursachen im Allgemeinen wenig subjektive Beschwerden, neigen aber bei längerer Persistenz teilweise zur Malignisierung. Sie müssen deshalb besonders beachtet werden. Insbesondere die Leukoplakie gilt als präkanzerös und ist deshalb unbedingt histologisch abzuklären!

1.3.4   Erkrankungen der Cervix uteri

Zervizitis

Entzündung der Zervikalschleimhaut (**Abb. 1.31**, **Abb. 1.32b**). In den Einbuchtungen (Krypten) der Zervikalschleimhaut finden Keime zahlreiche Schlupfwinkel. Daher neigt die Zervizitis zum chronischen Verlauf.

Ursache
- Bakteriell. Häufig Chlamydien.

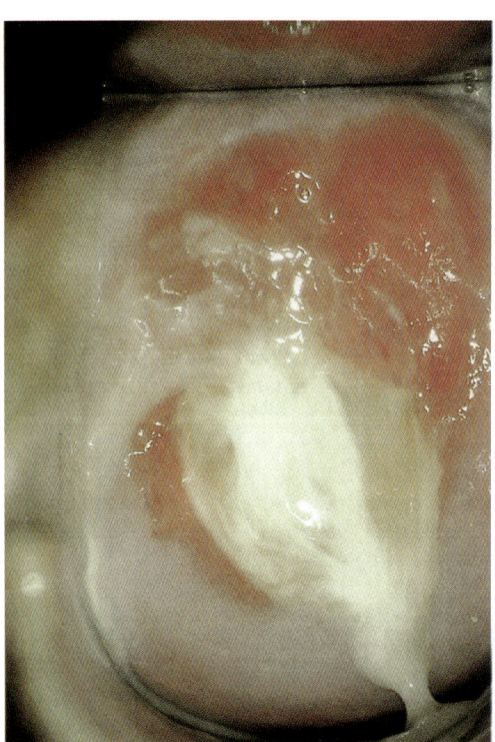

Abb. 1.31 20-jährige Patientin mit Chlamydienzervizitis. Die Portio ist von einem klebrigen gelblichen Sekret bedeckt (aus Petersen 1997).

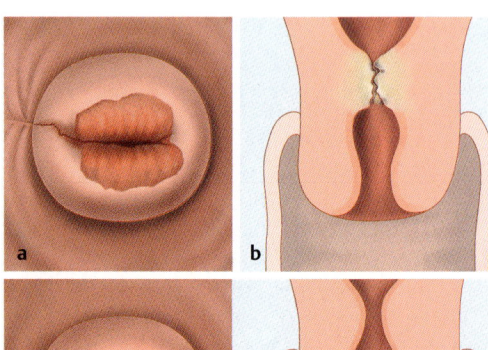
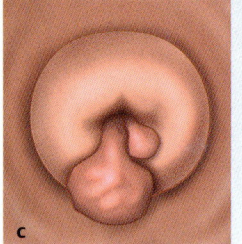
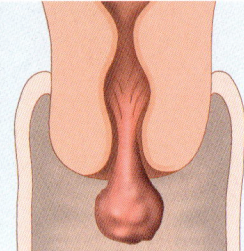

Abb. 1.32a–c Veränderungen an der Portio. **a** Ektopie mit altem Zervixriss. **b** Chronische Zervizitis. **c** CK-Polypen.

Symptome
- Ständiger Fluor.

Therapie
- Über längere Zeit Antibiotika.

Zervixpolypen

Schleimhautwucherungen (Abb. **1.32c**).

Ursache
- Nicht bekannt, Prädisposition.

Symptome
- Hypersekretion,
- Kontaktblutungen.

Therapie
- Abdrehen und Kürettage.

Nach der Entfernung von Zervixpolypen sollte eine Kürettage angeschlossen werden. Nicht selten befinden sich im Uterus weitere Polypen, die zunächst noch nicht sichtbar sind, aber recht schnell nachwachsen können. Manche Frauen neigen zur Bildung von Polypen, sodass sie mehrfach behandelt werden müssen.

1.3.5   Erkrankungen des Corpus uteri

Entzündliche Erkrankungen

Endometritis

Entzündung der Gebärmutterschleimhaut.

Ursache
- Aszension von Keimen, hauptsächlich im Wochenbett.

Symptome
- Fötide Schmierblutung,
- evtl. Temperaturerhöhung.

Therapie
- Antibiotika.
Ausweitung der Entzündung auf das Myometrium.

Endomyometritis

Ursache
- Fortschreitende Keimbesiedelung.

Symptome
- Schmierblutungen,
- Fieber,
- Schmerzen.

Therapie
- Antibiotika,
- evtl. Bettruhe.

Hämatometra

Blutstau im Uterus.

Ursachen
- Verschluss des Zervikalkanals,
- häufig auch bei Korpus-Ca.

Symptome
- Schmierblutungen,
- Schmerzen.

Therapie
- Dilatation der Zervix,
- Kürettage zur Diagnosesicherung.

Pyometra

Eiteransammlung im Uterus.

Ursachen
- Verschluss des Zervikalkanals,
- V. a. Korpus-oder Zervixhöhlenkarzinom.

Symptome
- Eiterabgang aus der Zervix.

Therapie
- Dilatation,
- Kürettage zur Diagnostik nur, wenn keine Temperaturerhöhung vorliegt, sonst zunächst Antibiotika,
- weitere Sanierung je nach Befund.

> *Hämatometra und Pyometra sind ernste Krankheitsbilder und bedürfen deshalb intensiver Beobachtung. Nicht selten verbirgt sich hinter beiden ein maligner Prozess.*

Myome (Uterus myomatosus)

Myome sind gutartige, sehr häufig auftretende Geschwülste der Uterusmuskulatur. Etwa bei jeder 5.-6. Frau über 30 Jahre sind Myome feststellbar. Da sie östrogenabhängig wachsen, können sie sich nur während der Geschlechtsreife entwickeln.

Myome bestehen aus glatten Muskelzellen und mehr oder weniger Bindegewebsanteilen. Überwiegt das Bindegewebe, spricht man von *Fibromyomen*. Der Anteil des Bindegewebes macht auch die Konsistenz des Myomknotens aus.

Lokalisation
Je nach Lokalisation unterscheidet man zwischen Korpusmyomen und den seltenen Zervixmyomen. Meistens treten Myome multipel auf. Bei einzelnen Myomknoten spricht man von Solitärmyomen.

Ursprünglich entstehen alle Myome intramural, d. h. innerhalb der Uteruswandung. Verbleiben sie in der Wandungsmitte, werden sie als intramural bezeichnet (Abb. **1.33a–b**). Wachsen sie dann in Richtung Uterusinnenfläche, werden sie submukös (Abb. **1.34a–b**). Wachsen sie in Richtung Außenfläche, werden sie subserös. Entsteht das Myom nicht an der Vorder- oder Hinterfläche des Uterus, sondern mehr an der Seitenkante, dann wächst es in den parametranen Raum hinein und wird als interligamentäres Myom bezeichnet. In diesem Fall kann das Myom den gesamten parametranen Raum ausfüllen und sich retroperitoneal entwickeln.

Ursprünglich ist jedes Myom rundlich und kann beim Wachsen auch so erhalten bleiben (Kugelmyom). Mehrere Myome dagegen werden sich beim Wachsen behindern, wodurch unregelmäßige Formen entstehen.

Jedes Myom ist scharf gegen seine Umgebung abgegrenzt, so dass es sich operativ meist gut stumpf herauslösen lässt (Enukleation). Zervixmyome oder gestielte submuköse Myome können sogar durch Kontraktionstätigkeit des Uterus ausgestoßen werden (geboren werden). Dies geschieht unter wehenartigen Schmerzen und ist meist von stärkeren Blutungen begleitet. Dieser Vorgang wird als „*Myoma in statu nascendi*" bezeichnet.

Ursache
- Unbekannt, familiäre Prädisposition.

Symptome
Beschwerden, die durch Myome hervorgerufen werden, sind abhängig von deren Lokalisation und Größe. So können selbst große Myome kaum Beschwerden verursachen, wenn sie intramural oder subserös liegen, während kleine „Myomknötchen" schon zu erheblichen Blutungsstörungen führen, wenn sie submukös gewachsen sind.

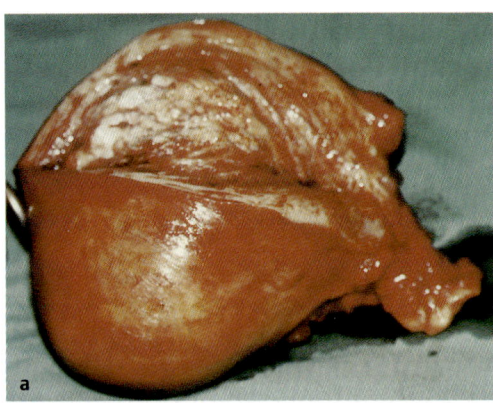

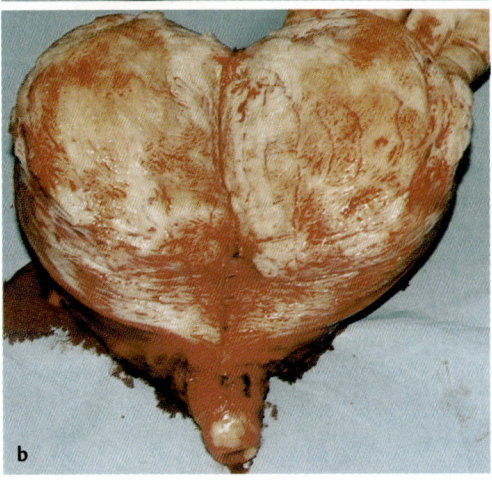

Abb. 1.33a–b Große intramurale Myome (Uterus angeschnitten).

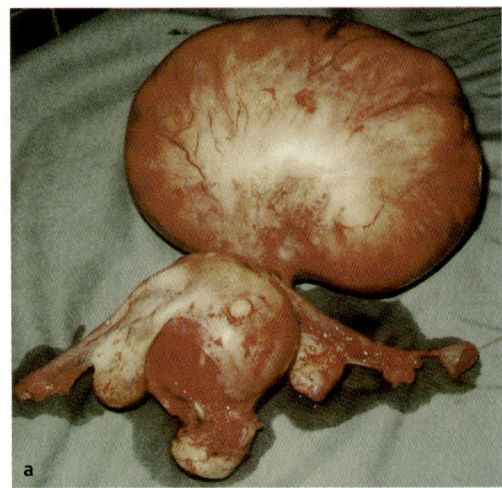

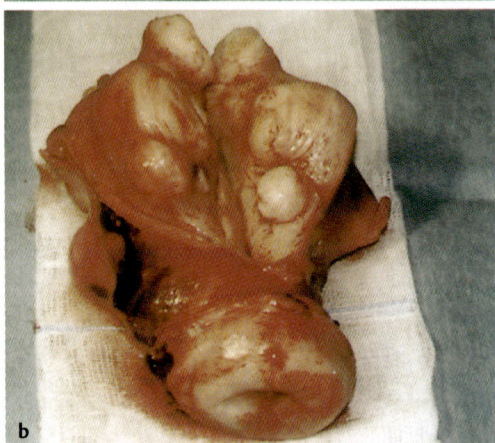

Abb. 1.34a–b Myome. **a** Großes gestieltes Myom. **b** Subseröse, intramurale und submuköse Myome.

- *Sehr große Myome* machen in erster Linie Druckbeschwerden auf Nachbarorgane. Sie können zu einer Zunahmen des Leibesumfanges führen (**Abb. 1.34a**).
- *Subseröse Myome* können gestielt auftreten, so dass die Möglichkeit einer sog. *Stieldrehung* gegeben ist. In diesem Fall kann es zu dem klinischen Bild eines akuten Abdomens kommen, da die nutritiven Gefäße torquiert werden und der venöse Rückfluss zum Erliegen kommt. Daraus resultiert eine Nekrotisierung des Myoms mit hämorrhagischer Infarzierung und allen klinischenSymptomen.
- *Intraligamentäre Myome* können ab einer bestimmten Größe zu einer Kompression der Ureteren führen, was einen Harnstau bis in das Nierenkelchsystem zur Folge haben kann (Hydroureter, Hydronephrose).
- *Submuköse Myome* führen am ehesten zu Blutungsstörungen wie Hypermenorrhö, Metrorrha-

gie und Dysmenorrhö. Außerdem können sie das Abortrisiko erhöhen.

Die Gefahr einer Malignisierung von Myomen ist zwar gering (ca. 1%), aber nicht ganz auszuschließen. Ein Hinweis auf eine Entartung kann ein schnelles Wachstum sein. Deshalb ist eine engmaschige Kontrolle unbedingt anzuraten. Bie älteren Frauen kommt es oft zu einer Verkalkung der Myome, jedoch ohne klinische Bedeutung. Eine Therapie ist nicht erforderlich.

Therapie

Die Therapie richtet sich nach den klinischen Beschwerden. Nicht jeder Uterus myomatosus muss behandelt werden. Eine Beobachtung ist wegen der Gefahr der Malignisierung aber unerlässlich.

Da die Myome östrogenabhängig wachsen, gibt es bei jüngeren Frauen – insbesondere wenn noch ein Kinderwunsch besteht – die Möglichkeit der Östrogenblockierung mit *GnRH-Analoga*. Auch unter Gestagenapplikation kommt es zu einer gewissen Verlangsamung des Wachstums.

Bei therapieresistenten Fällen mit rezidivierenden Beschwerden ist die *Operation* die effektivste Form der Behandlung. Hier stehen die abdominale und – bei kleineren Myomen – die vaginale Hysterektomie zur Verfügung. Konservative Operationsmethoden wie etwa die Myomenukleation bei Solitärmyomen erhalten den Uterus.

Bei postmenopausalen Patientinnen ist mit einem Wachstumsstillstand zu rechnen, eventuell sogar mit einem Rückgang des Myoms, da der Östrogenstimulus fehlt. Werden jedoch wegen klimakterischer Beschwerden Östrogenpräparate verabreicht, kann sich dies auch auf das Wachstum von Myomen auswirken. Der Wachstumsreiz ist dann aber meistens geringer als bei den körpereigenen Östrogenen.

> Da viele Frauen zur Linderung der Wechseljahrsbeschwerden Östrogene einnehmen, können Myome auch nach dem Klimakterium weiter wachsen.

Zusammenfassung

Uterus myomatosus
- Lokalisation:
  - intramural,
  - submukös,
  - subserös,
  - interligamentär.
- Beschwerden:
  - Blutungsstörungen,
  - Druckgefühl auf Blase und Darm,
  - Zunahmen des Leibesumfanges,
  - akutes Abdomen bei Stieldrehung und Nekrotisierung,
  - Kompression der Ureteren mit Harnstau,
  - erhöhtes Abortrisiko,
  - Myoma in statu nascendi.
- Therapie:
  - Hormonell (GnRH-Analoga, Gestagen),
  - Operation.

Uterusfehlbildungen

In der folgenden Abbildung sind einige Fehlbildungen des Uterus dargestellt (**Abb. 1.35**). Diese Fehlbildungen sind angeboren und reichen von geringfügig bis schwerwiegend. Fehlbildungen des Uterus und der Genitalorgane ergeben sich aus der embryonalen Entwicklung.

Emryonale Entwicklung der Genitalorgane: Während der embryonalen Entstehung bilden sich die Genitalorgane aus der Verschmelzung der sog. Müller-Gänge, die links und rechts als embryonale Geschlechtsgänge angelegt sind. Bei der Verschmelzung der beiden Gänge bilden sich der Uterus und das obere Drittel der Scheide. Aus den nicht zur Verschmelzung gelangenden, kranialen Teilen der Müller-Gänge entstehen die Tuben. Die Ovarien bilden sich aus dem Keimdrüsenepithel der sog. Keimleisten.

Da die Entwicklung der Ovarien unabhängig von der Entwicklung des Uterus, der Tuben und der Scheide erfolgt, ist es möglich, dass Scheide, Tuben und Uterus vorhanden sind, die Ovarien aber fehlen. Umgekehrt können auch nur die Ovarien vorhanden sein, während die übrigen Genitalorgane fehlen.

Uterus arcuatus

Eine kaum auffällige Art der Uterusfehlbildung ist der Uterus arcuatus. Hierbei besteht lediglich eine Eindellung der Fundus uteri als Rudiment der Verschmelzungsvorgänge. Funktionelle Störungen bestehen dabei nicht (**Abb. 1.35**).

Uterus duplex

Eine andere Form der Missbildung ist die doppelte Anlage von Scheide und Uterus, Vagina duplex und Uterus duplex (s.a. Kap. 1.3.2). In diesen Fällen ist die Verschmelzung der Müller-Gänge ganz

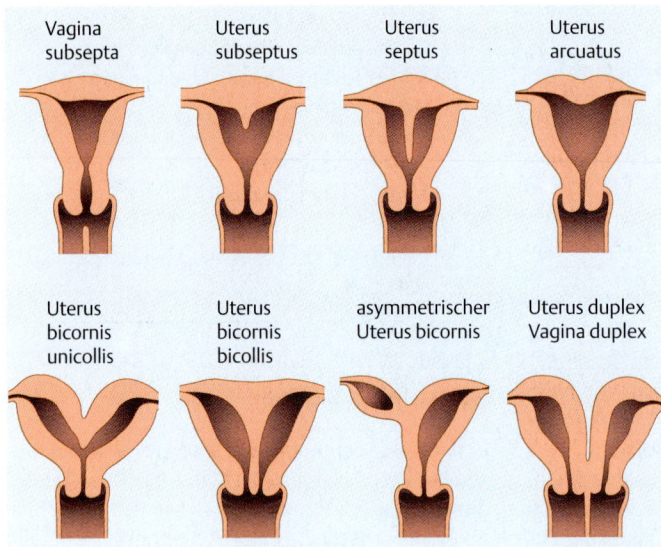

Vagina subsepta   Uterus subseptus   Uterus septus   Uterus arcuatus

Uterus bicornis unicollis   Uterus bicornis bicollis   asymmetrischer Uterus bicornis   Uterus duplex Vagina duplex

Abb. 1.35 Uterusfehlbildungen.

ausgeblieben oder nur unvollständig erfolgt (**Abb. 1.35**).

Uterusaplasie

Die schwerste Form der Missbildung ist das völlige Fehlen des Uterus, die Aplasie. Bei der Uterusaplasie können Ovarien vorhanden sein. Die Patientin ist vom Habitus her durchaus weiblich, sie hat ja Östrogene. Menstruieren oder gar schwanger werden kann sie aber nicht. Eine Uterusaplasie kann *nicht* therapiert werden. Fehlen beide Ovarien, kann mit Hilfe einer Östrogen-Gestagen-Substitution zumindest der Mangel an Geschlechtsahormonen kompensiert werden, damit es zur Entwicklung eines weiblichen Habitus kommt.

> *Bei fast allen uterinen Variationen sind Schwangerschaften beschrieben, mit Ausnahme natürlich der Aplasie. Bei Veränderungen des Uterus kommt es statistisch häufiger zu Fehlgeburten und Frühgeburten.*

1.3.6 Senkungszustände der Genitalorgane

Senkungszustände der Genitalorgane (**Abb. 1.36**) sind relativ häufig, besonders bei älteren Patientinnen. Je nach Schweregrad unterscheidet man:
- Descensus uteri et vaginae,
- Partialprolaps des Uterus,
- Totalprolaps des Uterus.

Verbunden sind diese Senkungszustände meistens mit einer Senkung der Blase (*Zystozele*, s. u.) und einer Vorwölbung des Rektums durch die hintere Scheidenwand (*Rektozele*).

Descensus uteri

Ursachen
- Schwächung des Beckenbodens durch Geburten und schwere körperliche Belastung,
- generelle Bindegewebs- und Bänderschwäche.

Symptome
- Kreuzschmerzen bei schon geringer Belastung,
- Harninkontinenz.

Therapie
- Beckenbodengymnastik,
- Operation.

1.3.7 Harninkontinenz

Der Descensus genitalis ist aus anatomischen Gründen zwangsläufig mit einem Tiefertreten der Blase kombiniert. Bei Füllung der Blase kommt es dann zu einer Vorwölbung durch die vordere Scheidenwand (Zystozele). Hierbei verändert sich der sog. urethro-vesikale Winkel zwischen Urethra und Blasenboden, was in den meisten Fällen zu einer Störung des Verschlussmechanismus der Harnröhre führt. Es kommt zu einem unwillkürlichen Abgang des Urins. Diesen Zustand bezeichnet man

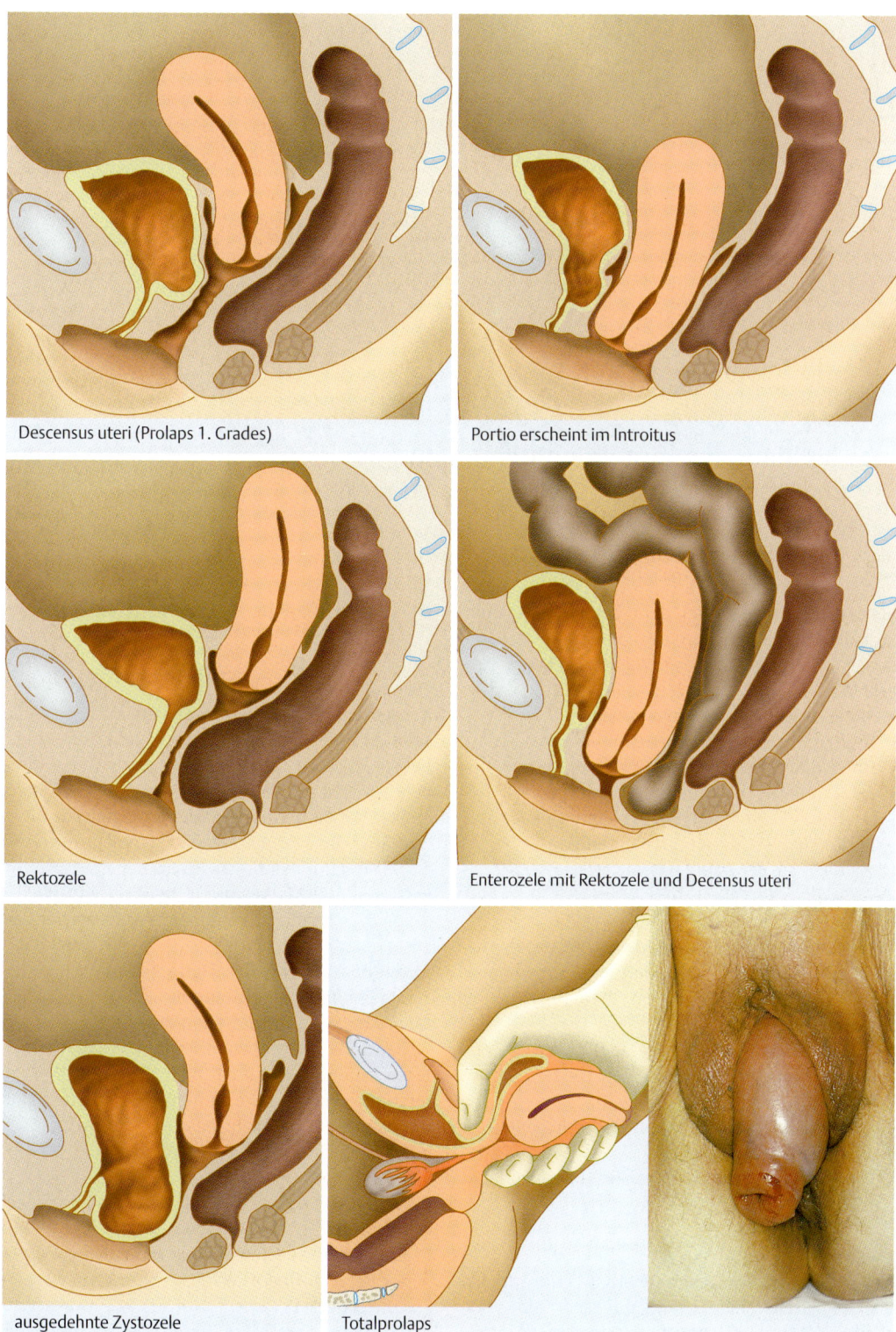

Abb. 1.36 Verschiedene Formen des Descensus uteri.

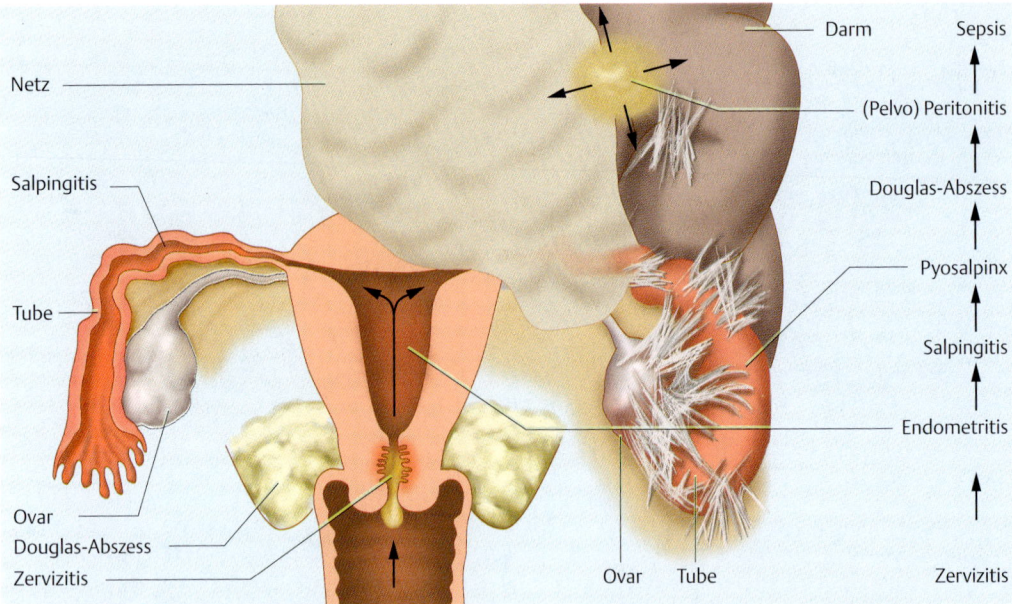

Netz

Salpingitis

Tube

Ovar
Douglas-Abszess
Zervizitis

Darm   Sepsis

(Pelvo) Peritonitis

Douglas-Abszess

Pyosalpinx

Salpingitis

Endometritis

Ovar   Tube   Zervizitis

Abb. 1.37 Verlauf der aszendierenden Genitalinfektion.

als Harninkontinenz. Bei dem Totalprolaps kann sich die Inkontinenz durch Kompression der Urethra in eine Harnsperre umwandeln. Man unterscheidet:

- Stress- oder Belastungsinkontinenz,
- Urge- oder Dranginkontinenz,
- Überlaufinkontinenz (Überlaufblase),
- extraurethrale Inkontinenz, z.B. bei Fisteln,
- neurogene Inkontinenz bei Verletzungen des Rückenmarks (Querschnittslähmung).

Stressinkontinenz

Die Stressinkontinenz ist die häufigste Form der Inkontinez bei Senkungszuständen der Genitalorgane.

Symptome
Man unterscheidet 3 Schweregrade:
- Grad 1: Urinabgang beim Husten, Lachen oder Niesen.
- Grad 2: Urinabgang beim Gehen und Treppensteigen.
- Grad 3: Urinabgang beim Stehen, aber nicht im Liegen.

Diagnose
Neben der genauen Anamnese erfolgt eine gründliche urologische Untersuchung mit Labor und *Zystoskopie* (Blasenspiegelung). Die *Zystometrie* (Blasendruckmessung) kann aufdecken, ob es sich um eine Schließmuskelschwäche oder eine gesteigerte Akti-

vität der die Blase entleerenden Muskeln (Detrusor vesicae) handelt.

Therapie
Konservativ: Ein besonderer Stellenwert kommt der Kräftigung des Beckenbodens zu. Dies ist v. a. Aufgabe der Physiotherapie. Weitere konservative Maßnahmen sind die Östrogentherapie und die Pessareinlage (heute nur noch in Ausnahmefällen).
Operativ: Bei Erfolglosigkeit kommen operative Maßnahmen zum Einsatz, die alle den Zweck verfolgen, den urethro-vesikalen Neigungswinkel, der durch den Deszensus verändert wurde, wieder herzustellen (OP nach Burch). Eine weitere Standardoperation ist die vaginale Hysterektomie mit vorderer und hinterer Scheidenplastik.
Medikamentös: Sowohl die physikalische Therapie wie auch die operativen Maßnahmen sollten bei älteren Patientinnen durch Östrogensubstitution unterstützt werden. Die erhöhte Detrusoraktivität lässt sich operativ nicht beheben. Sie spricht eher auf eine medikamentöse Behandlung an.

> *Die Behandlung von Senkungszuständen der Genitalorgane und der Harninkontinenz ist ein wichtiges Aufgabengebiet der Physiotherapie in der Gynäkologie. In jüngster Zeit wurden zahlreiche neue Behandlungsansätze entwickelt. Hierzu finden sich im Anhang Literaturhinweise. Selbst nach erfolgreicher Therapie ist die Rezidivgefahr groß, da die eigentliche Ursache eine Schwächung des bindegewebigen Halteapparates ist.*

1.3.8 Erkrankungen der Adnexe

Entzündliche Erkrankungen

Adnexitiden sind in der Regel die Folge aufsteigender (aszendierender) Genitalinfektionen. Meist beginnen sie mit einer Vaginitis, die sich über den Zervix (Zervizitis) in die Gebährmutterhöhle (Endometritis) und von dort in die Tuben (Salpingitis) fortsetzt (**Abb. 1.37**). Verklebt der Eileiter durch die Entzündung, kann er sich mit Flüssigkeit füllen (Saktosalpinx) (**Abb. 1.38**). Bei Eiterbildung handelt es sich um eine Pyosalpinx.

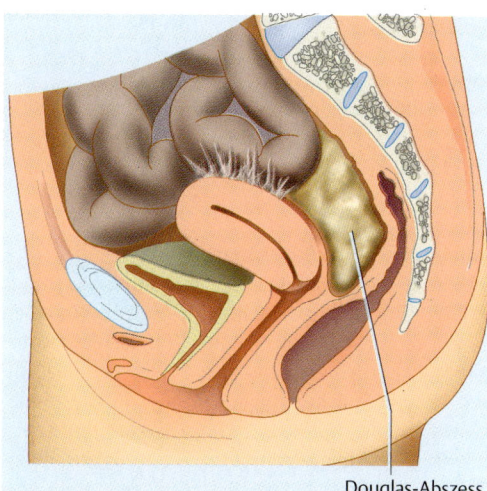

Douglas-Abszess

Abb. 1.39 Douglasabszess. Der Douglas-Raum ist der tiefste Punkt der Bauchhöhle. In ihm sammeln sich im Fall einer Entzündung oder Blutung Exsudate, Blut oder Eiter. Bei der Frau kann der Douglas-Raum durch das hintere Scheidengewölbe leicht punktiert werden (Douglaspunktion).

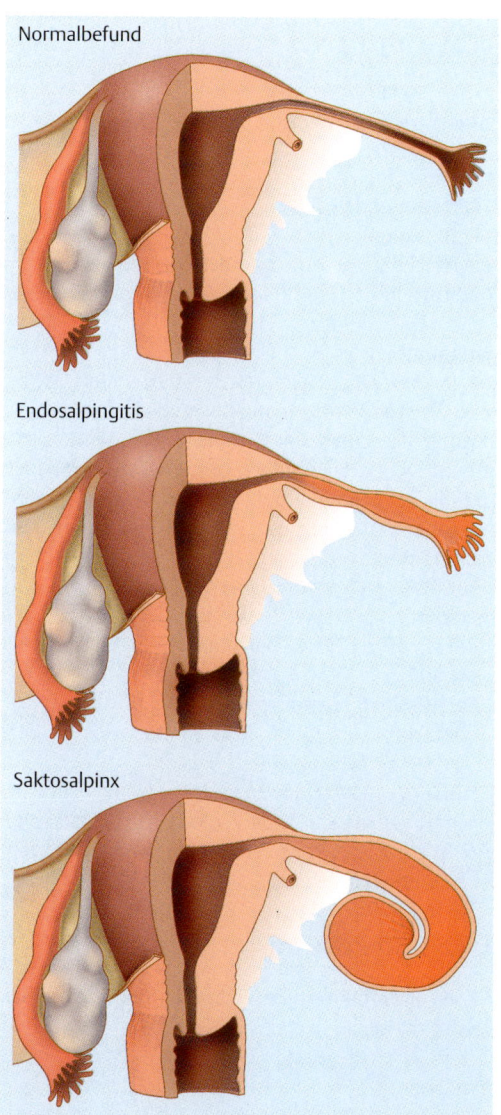

Normalbefund

Endosalpingitis

Saktosalpinx

Abb. 1.38 Tubenveränderung bei aszendierender Infektion.

Akute Salpingitis

Ursache
- Aszension von Keimen, häufig Chlamydien oder Gonokokken.

Symptome
- Starke Schmerzen,
- Fieber,
- Krankheitsgefühl.

Häufige Folgen sind Peritonitis, Tubo-Ovarial- oder Douglas-Abszesse (**Abb. 1.39**).

Therapie
- Antibiotika.

Chronische Salpingitis

Ursache
- Nicht ausgeheilte akute Entzündung.

Symptome
- Chronisch rezidivierende Schmerzen durch Adhäsionen,
- häufig Sterilität durch Verklebung der Tuben.

Therapie
- Langzeittherapie mit Antibiotika, Antiphlogistika.

Pyosalpinx

Ursache
Eiteransammlung in den Tuben.

Symptome
- Hohes Fieber,
- starke Schmerzen,
- meist sind beide Seiten betroffen.

Es besteht die Gefahr, dass die Pyosalpinx rupturiert und der Eiter sich in die Bauchhöhle entleert. Dabei kommt es zur Ausbildung eines Douglas-Abszesses (**Abb. 1.39**) und einer schweren Pelviperitonitis. Im weiteren Verlauf kommt es zu einer Abkapselung des Eiterherdes und somit zum Übergang in einen chronisch-rezidivierenden Prozess, der immer wieder akut aufflackern kann.

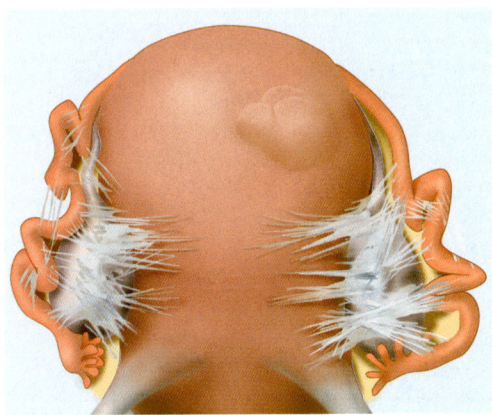

Abb. 1.40 Massive Adhäsionen nach aszendierender Genitalinfektion.

Therapie
Ein Douglasabszess lässt sich über das hintere Scheidengewölbe drainieren. Zurück bleiben in jedem Fall massive Adhäsionen im kleinen Becken (**Abb. 1.40**) mit rezidivierenden Schmerzzuständen und meistens Sterilität.

Die beste Behandlung besteht darin, den Prozess durch rechtzeitige Antibiotikagabe in seiner Entstehung abzufangen. Ist eine Pyosalpinx mit oder ohne Douglasabszess vorhanden, kann das Antibiotikum nur noch den akuten Zustand klinisch bessern, nicht aber die Folgen verhindern.

Genital-Tuberkulose

Eine Sonderform der Salpingitis und Adnexitis stellt die Genital-Tuberkulose dar. Hierbei gelangen die Tuberkelbakterien nicht durch Aszension in den inneren Genitalbereich, sondern durch *hämatogene Streuung*, zum Beispiel von einer aktiven Lungen-Tuberkulose. Die Genitaltuberkulose ist dem Gesundheitsamt meldepflichtig. Die Behandlung besteht in der Gabe von speziellen Antibiotika, den Tuberkulostatika. Die Genital-Tuberkulose hinterlässt meist starke Verwachsungen.

> *Eine isolierte Eierstockentzündung (Oophoritis) ist nur auf hämatogenem Wege möglich. Bei einer Aszension von Keimen sind immer zuerst die Tuben befallen und dann die Ovarien.*

1.3.9 Erkrankung der Ovarien

Zysten

Follikelzysten, Corpus-luteum-Zysten

Ursachen
- Persistierende Follikel,
- Einblutung,
- zystische Vergrößerung eines Corpus luteum.

Symptome
Die Follikelzysten (Retentionszysten) bilden Östrogene. Sie sind also hormonaktiv und führen somit zu Blutungsstörungen. Das Gleiche gilt für die Corpus-luteum-Zysten. Sie erhöhen den Progesteronspiegel im Blut. Bei beiden besteht die Gefahr einer Ruptur mit innerer Blutung oder einer Stieldrehung mit akuten Schmerzen.

Therapie
- Bei kleineren Zysten hormonell mit Gestagenen,
- bei größeren laparoskopische Punktion oder Op.

> *Viele Zysten bleiben über längere Zeit symptomlos oder können sich spontan wieder zurückbilden. Deshalb sollte nicht gleich operiert werden, sondern zunächst der Verlauf kontrolliert werden.*

Polyzystische Ovarien

PCO-Syndrom, ältere Bezeichnung Stein-Leventhal Syndrom.

Ursache
- Zum Teil noch unbekannt, wahrscheinlich eine zu fibröse Kapsel der Ovarien.

Symptome
- Erhebliche zystische Vergrößerung der Ovarien,
- Amenorrhö,
- Sterilität.

Therapie
- Hormonell,
- Keilexzision.

Gutartige Ovarialtumoren

Es gibt viele hormonproduzierende Tumoren im Ovar und solche, die zunächst gutartig sind und dann bösartig werden können. Gutartige Gewächse können zu einer enormen Größe heranwachsen. Da keine Schmerzen auftreten, machen sie sich meist erst durch eine Zunahme des Leibesumfanges bemerkbar. Dagegen können hormonproduzierende Tumoren schon bei geringer Größe durch auffällige hormonelle Veränderungen der Patientin erkennbar werden. Die histologische Struktur kann serös oder mukös sein. Seröse Tumoren sind zu 70% gutartig und in ca. 30% der Fälle maligne.

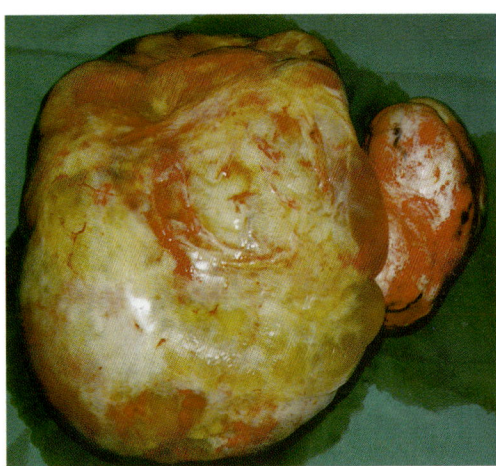

Abb. 1.42 Übergroßes Ovarialkystom.

33% aller diagnostizierten Ovarialtumoren sind bösartig! Unabhängig vom Alter der Patientin. Selbst primär gutartige Ovarialtumoren können sekundär verkrebsen!

Ursache
- Meistens nicht bekannt.

Symptome
- Zunahme des Leibesumfanges,
- Gewichtsabnahme,
- Hormonelle Veränderungen.

Therapie
- In jedem Fall OP, da 1/3 aller Ovarialtumoren bösartig sind oder werden.

Zystome

Zystome (syn. Kystome, Kystadenome) sind die häufigsten gutartigen Ovarialtumoren. Sie können seröse Flüssigkeit oder Schleim enthalten. Werden sie nicht rechtzeitig operiert, können sie zu einer enormen Größe heranwachsen. Es sind Tumoren von einem Zentner (!) Gewicht beschrieben (**Abb. 1.41**, **Abb. 1.42**).

Fibrome

Fibrome sind Geschwülste, die vom Bindegewebe des Ovars ausgehen und sich durch eine besondere Festigkeit auszeichnen. Obwohl gutartig, kommt es häufig zur Aszitesbildung mit Pleuraerguss, dem sog. *Meigs-Syndrom*.

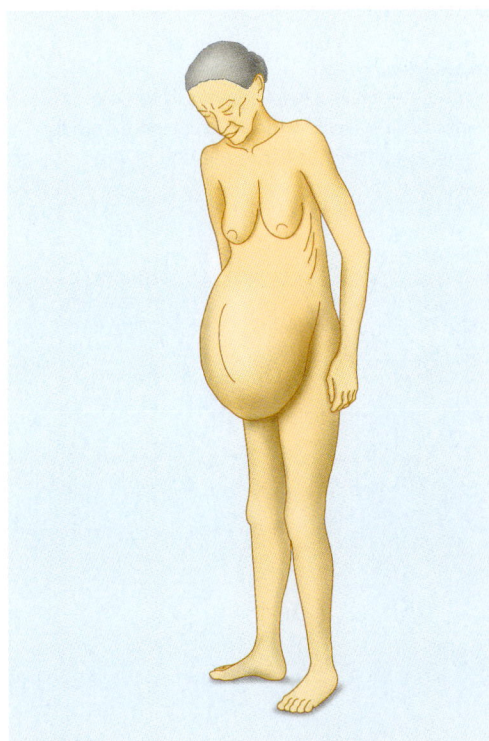

Abb. 1.41 Bauch bei übergroßem Ovarialkystom.

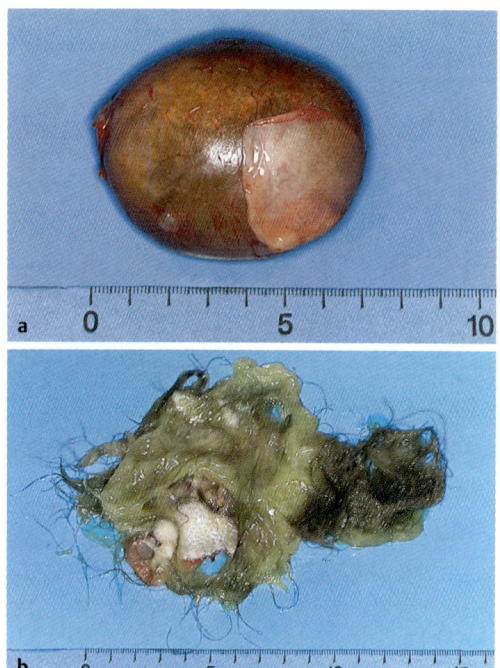

a 0 5 10

b 0 5 10 15

Abb. 1.43 Nach Eröffnung der oben gezeigten Dermoidzyste entleeren sich Haare, Talg, Haut und Zähne.

Dermoide

Sie beinhalten differenzierte Abkömmlinge aller drei Keimblätter. Deshalb enthalten sie oft organoide Strukturen wie Talg, Haare, Zähne, Knorpel- und Knochengewebe. Sie werden auch als ovulogene Geschwülste bezeichnet (Teratome), da sie aus einer unbefruchteten Eizelle entstehen und somit dem missglückten Versuch einer Parthenogenese (Jungfernzeugung) gleichzusetzen sind (**Abb. 1.43**).

Endometriose

Die Endometriose ist eine Erkrankung der jüngeren Frau. Normalerweise befindet sich das Endometrium nur im Cavum uteri. Bei der Endometriose finden sich Schleimhautinseln auch außerhalb der Gebärmutterhöhle, So zum Beispiel in den Ovarien (besonders häufig), der Uterusmuskulatur oder im Douglas-Raum. In besonderen Fällen kann sich die Schleimhaut sogar an der Körperoberfläche befinden (Stigmatisierte).

Da die außerhalb des Uterus gelegene Schleimhaut hormonell genauso reagiert wie das normal lokalisierte Endometrium, das Blut aber nicht wie das Menstrualblut abfließen kann, kommt es zur Ausbildung von Blutzysten, die dann langsam bindegewebig organisiert werden. Dies führt letztlich zu erheblichen Vernarbungen und Adhäsionen mit entsprechenden Beschwerden, hauptsächlich bei der Periode. Häufig resultiert Sterilität.

Eingedickte Endometriose-Zysten mit dunklem Inhalt werden als Schokoladenzysten oder Teerzysten bezeichnet.

Lokalisation

- Von einer *Endometriosis genitalis interna* spricht man bei Lokalisation von Schleimhaut in der Gebärmutterwandung und in den Tuben.

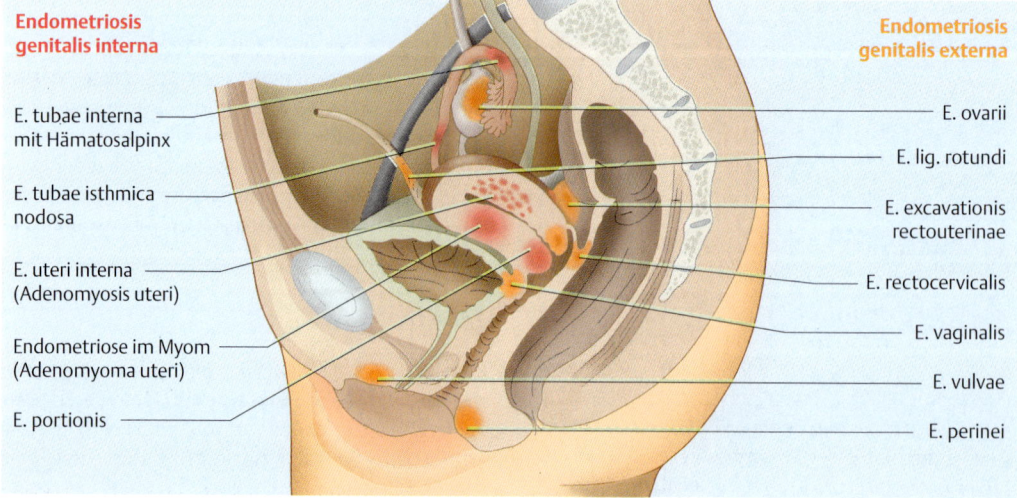

Endometriosis genitalis interna

E. tubae interna mit Hämatosalpinx

E. tubae isthmica nodosa

E. uteri interna (Adenomyosis uteri)

Endometriose im Myom (Adenomyoma uteri)

E. portionis

Endometriosis genitalis externa

E. ovarii

E. lig. rotundi

E. excavationis rectouterinae

E. rectocervicalis

E. vaginalis

E. vulvae

E. perinei

Abb. 1.44 Häufigste Lokalisationen der Endometriosis genitalis interna et externa.

- Bei der *Endometriosis genitalis externa* finden sich Schleimhautinseln im übrigen Genitalbereich (**Abb. 1.44**).
- Bei einer *extragenitalen Endometriose* befindet sich Schleimhaut im extragenitalen Bereich.

Ursachen
- Angeborene Schleimhautinseln außerhalb des Uterus,
- Verlagerung von Endometrium retrograd über die Tuben in die Leibeshöhle,
- weitere Ursachen werden vermutet.

Symptome
- Starke Dysmenorrhoe,
- Kohabitationsbeschwerden,
- Sterilität bei ausgedehnten Prozessen.

Diagnose
- Palpatorisch und laparoskopisch

Therapie
In erster Linie hormonell mit hochdosiertem Gestagen oder GnRH-Analoga, in schweren Fällen OP. Bei jüngeren Frauen mit Kinderwunsch wird man zunächst mit einer Hormontherapie beginnen. Die Therapie mit GnRH-Analoga ist aber nicht ohne Nebenwirkungen, da sie die Östrogenproduktion in den Ovarien für einen längeren Zeitraum ausschaltet. Die Patientinnen kommen also in einen klimakterischen Zustand. Alle Beschwerden sind jedoch nach Absetzen der Therapie wieder rückläufig.

Wenn sich in schweren Fällen ein operatives Vorgehen nicht vermeiden lässt, sollte eine konsequente Sanierung angestrebt werden, d.h. mit Entfernung aller Endometrioseherde, da andernfalls mehrfache Rezidivoperationen sehr wahrscheinlich werden.

1.3.10 Gutartige Veränderungen der weiblichen Brust

Mastopathie

Die Brust unterliegt stark dem Einfluss der Geschlechtshormone und des Prolaktins und ist somit in ihrer geweblichen Beschaffenheit in jeder Zyklusphase veränderlich. Gegen Ende der zweiten Zyklusphase ist die Brust unter dem Einfluss des Progesterons fester. Viele Frauen empfinden dies als ein mehr oder weniger starkes Spannen. Dieser Zustand wird als *Mastodynie* bezeichnet.

Kommt es zu einer knotigen und schmerzhaften Verhärtung in der Brust, spricht man von einer *fibrozystischen Mastopathie*. Dabei kommt es zu einer hormonabhängigen, proliferativen Veränderung des Drüsengewebes mit zystischer Erweiterung, wobei nach *Prechtl* verschiedene Schweregrade unterschieden werden:
- Grad I: einfache Mastopathie ohne Epithelproliferation.
- Grad II: mit Epithelproliferation, aber ohne Zellatypien.
- Grad III: mit atypischer Epithelhyperplasie.

Beim Schweregrad III besteht eine erhöhte Gefahr zur Malignisierung. Eine engmaschige Kontrolle ist deshalb angezeigt, oder sogar eine vorsorgliche Entfernung des Drüsenkörpers durch subkutane Mastektomie.

> *Bei jeder Form der Mastopathie sollten häufiger Kontrollen mit Ultraschall und Mammografien durchgeführt werden.*

Mastitis

Über *Mastitis* siehe Wochenbett (Kap. 2.3).

Gutartige Tumoren der Brust

Zysten

Abgekapselte Ansammlung von seröser Flüssigkeit. Meist genügt die Punktion einer solchen Zyste. Bei älteren Patientinnen sollte eine Zyste vorsorglich entfernt werden.

Lipome

Fettgeschwülste ohne Malignitätskriterien. Sie entwickeln sich allenfalls zu einem kosmetischen Problem und müssen dann entfernt werden.

Fibroadenome

Gutartiger, fibröser und abgekapselter Tumor. Entfernung je nach Größe erforderlich.

Milchgangspapillome

Wucherungen des Milchgangepithels mit verstärkter, teils blutiger Sekretion aus der Mamille. Hier besteht durchaus die Möglichkeit der Malignisierung. Deshalb sollten Milchgangspapillome entfernt werden. Diagnostiziert werden sie durch die sog. Galaktografie.

Palpatorische Unterscheidungskriterien zwischen gut- oder bösartigen Mammatumoren

- Gut abgrenzbar und gut verschieblich: eher gutartig.
- Positiver Plateautest: eher bösartig.

- Apfelsinenhaut (peau d´orange): eher bösartig (**s. Abb. 1.49 a–c**).

Bei unklaren Kriterien sollte unverzüglich eine Abklärung durch Ultraschall, Mammografie oder MRT erfolgen. Die endgültige Absicherung kann nur die Tumorentfernung mit histologischer Untersuchung erbringen.

1.4 Bösartige gynäkologische Erkrankungen

Inzidenz und Häufigkeit der Genitalkarzinome

Während man früher die Häufigkeit von Genitalkarzinomen in Prozent angegeben hat, verwendet man heute für statistische Angaben sog. *Inzidenzraten.* Darunter versteht man *die jährliche Anzahl der Neuerkrankungen bezogen auf 100 000 Frauen.*

In der folgenden Übersicht findet man die Inzidenzraten und (ältere) Häufigkeitsangaben für die verschiedenen Genitalkarzinome (**Tab. 1.1**). Gegenüber der früheren Häufigkeitsverteilung zeigt sich die stärkste Verschiebung im Bereich der Uterus-Karzinome. Hier liegt das Korpus-Karzinom mit dem Cervix-Karzinom in der Inzidenz gleichauf.

Tab. 1.1 Inzidenz und Häufigkeit der Genitalkarzinome. Zahlen aus Wulf, Schmidt-Matthiesen, 1986 (Inzidenz) sowie Stoeckel, 1960 (Häufigkeit).

Tumorart	Inzidenz	Häufigkeit
Zervixkarzinom	17/100000	30–50%
Korpuskarzinom	28,3/100000	10–15%
Ovarialkarzinom	15,6/100000	10–25%
Vulvakarzinom	2,9/100000	2–4%
Vaginalkarzinom	0,5/100000	2–3%
Tubenkarzinom	0,3/100000	0,2%

Im Vergleich beider Statistiken zeigt sich die stärkste Verbindung im Bereich der Uteruskarzinome. 1986 hatte das Korpuskarzinom das Zervixkarzinom in der Inzidenz bereits überholt.

Klassifikation von Tumoren

Die Klassifikation der Tumoren in Stadien erfolgt im Folgenden nach der internationalen Vereinigung der Frauenärzte (FIGO = Féderation Internationale de Gynécologie et d' Obstétrique). Daneben gibt es eine internationale Klassifikation nach dem TNM-Schlüssel. Diese Einteilung wird in Kap. 1.4.7 für das Mammakarzinom verwendet. TNM steht dabei für folgende Krankheitsmerkmale:

- *T* = Ausdehnung des Primärtumors.
- *N* = Nodi lymphatici, Befall regionaler Lymphknoten.
- *M* = (nachgewiesene) Metastasen.

Therapie von Genitalkarzinomen

Genitalkarzinome müssen so früh wie möglich behandelt werden. Dafür bieten sich verschiedene Verfahren an.

Chirurgische Maßnahmen

Klar abgrenzbare Tumoren können in den meisten Fällen operativ entfernt werden. Ist ein Tumor nicht klar abzugrenzen, oder befindet sich die Erkrankung in einem fortgeschrittenen Stadium, müssen auch umliegende Gewebe (insbes. die Lymphknoten) und/oder Nachbarorgane zum Teil oder vollständig mit entfernt werden.

Bestrahlung (Radiatio)

In ausreichend hoher Dosis kann die Bestrahlung Tumorzellen zerstören.

- Perkutane Bestrahlung: Bestrahlung von außen durch die Haut.
- Kontaktbestrahlung: Bestrahlung durch direkten Kontakt der strahlenden Substanz mit dem Tumor (z.B. Radium, Iridium).

Chemotherapie

Manche Tumoren sprechen gut auf eine Chemotherapie an. Zum Einsatz kommen unterschiedliche Präparate, oft auch in Kombination.

Die häufigsten Nebenwirkungen der Chemotherapie sind Übelkeit, heftiges Erbrechen, Haarausfall, Anämie, Myocard- und Nierenparenchymschäden, Leukozytenabfall und damit Anfälligkeit für Infektionen. Gegen die meisten Nebenwirkungen gibt es wirksame Medikamente. Der Haarausfall bessert sich spontan. Die Nebenwirkungen der Chemotherapie müssen den Patientinnen ausführlich zur

Kenntnis gebracht werden, damit sie in der Lage sind, das Therapiekonzept mit zu beurteilen.

5-Jahres-Überlebensrate

Mit dieser Zahl wird die Anzahl der Erkrankten angegeben, die nach Abschluss der Primärbehandlung noch mindestens 5 Jahre leben. Sie gilt als ein Maßstab für den Erfolg einer Krebsbehandlung. Gelegentlich wird auch die 10-Jahres-Überlebensrate genannt.

1.4.1 Vulvakarzinom

Inzidenz: jährlich 2,9/100000 Frauen.

Das Vulvakarzinom tritt vorwiegend bei Frauen zwischen dem 60. und 80. Lebensjahr auf. Ca. 4% aller Genitalkarzinome sind Vulvakarzinome. Am häufigsten entstehen sie an den großen Schamlippen.

Die Entstehung wird durch das Papillomvirus begünstigt. Auch die Craurosis vulvae mit einer Leukoplakie sind begünstigende Faktoren für die Entstehung. Aufgrund der Lymphabflusswege aus dem Vulvabereich kommt es frühzeitig zur Metastasierung in die Leisten.

Ursache
- Vermutlich Infektion mit Humanen Papilloma-Viren (HPV).

Symptome
- Verdächtig auf ein Vulvakarzinom sind nässende, ulzerierende Knötchen, besonders auf dem Boden einer Craurosis, mit endophytischem oder auch exophytischem Wachstum.

Stadieneinteilung
- Stadium I: Tumor beschränkt auf Vulva oder Damm, Durchmesser < 2cm, keine Lymphknoten-Metastasen (LK-Metastasen).
- Stadium II: wie I, aber Durchmesser > 2cm, keine LK-Metastasen.
- Stadium III: Tumor jeder Größe mit Ausdehnung auf Urethra, Vagina oder Anus, unilaterale LK-Metastasen.
- Stadium IV: Tumor jeder Größe mit Infiltration der proximalen Urethra, Blasen- oder Rektumschleimhaut oder Beckenboden, doppelseitige LK-Metastasen, Fernmetastasen.

Therapie
- Im Frühstadium Tumorexzision weit im Gesunden,
- beim invasiven Karzinom Vulvektomie mit Entfernung der Leistenlymphknoten,
- Bestrahlung bei Progression.

5-Jahres-Überlebensrate
- Stadium I: 82%,
- Stadium II: 60%,
- Stadium III: 50%,
- Stadium IV: 20%.

Pauschal beträgt die 5-Jahres-Überlebensrate 58%, ohne LK-Metastasen 90%, und mit LK-Metastasen 40%.

1.4.2 Vaginalkarzinom

Inzidenz: jährlich 0,5/100000 Frauen.

Das Vaginalkarzinom tritt mit einer Häufigkeit 1–2% vorwiegend bei Frauen zwischen dem 6. und 7. Lebensjahrzehnt auf. Aber auch jüngere Frauen können daran erkranken. Der Tumor entwickelt sich in der Mehrzahl im oberen Scheidendrittel. Häufig ist es kein primäres Scheidenkarzinom, sondern ein in die Scheide infiltrierendes Zervixkarzinom. Nur wenn die Cervix uteri vollkommen tumorfrei ist, handelt es sich um ein primäres Scheidenkarzinom.

Die Lymphabflusswege verlaufen nicht wie beim Vulvakarzinom über die Leiste, sondern sie münden in den Lymphknotenbereich der A. iliaca externa et interna und der A. iliaca communis. Dementsprechend entwickeln sich auch in diesen Bereichen die ersten Lymphknotenmetastasen.

Ursache

Vermutet werden chronische Entzündungs- und Reizzustände, wie zum Beispiel nach langjährigem Tragen eines Pessars bei Descensus uteri.

Symptome

Verdächtig auf ein Scheidenkarzinom sind:
- flächenhaft, exophytisch wachsender Tumor an der Scheidenwand,
- blutig-wässriger und fötider Fluor,
- Kontaktblutungen,
- Blutungen in der Postmenopause.

Stadieneinteilung
- Stadium 0: Karzinom in situ.
- Stadium I: Befall nur der Vagina.
- Stadium II: Befall des paravaginalen Gewebes, Beckenwand frei.
- Stadium III: paravaginales Gewebe bis zur Beckenwand befallen.
- Stadium IV: Befall von Blase oder Rektum, oder Fernmetastasen.

Therapie

- OP nur im Frühstadium nöglich,
- im späteren Stadium Bestrahlung (allerdings große Gefahr einer Fistelbildung zur Blase oder zum Rektum).

5-Jahres-Überlebensrate

Die 5-Jahres-Überlebensrate beträgt ca. 45 %.

1.4.3   Zervixkarzinom

Inzidenz: jährlich 17/100000 Frauen.

Bis vor wenigen Jahren war das Zervixkarzinom mit 70–75 % aller Genitalkarzinome noch das häufigste Genitalkarzinom der Frau. Es war 5-mal so häufig wie das Korpuskarzinom. Da sich aber in der letzten Zeit eine Inzidenz-Steigerung des Korpuskarzinoms abzeichnet, ist die Relation Zervix- zu Korpuskarzinomen annähernd gleich.

Die heutigen besseren Therapieerfolge beim Zervixkarzinom sind eindeutig auf die Früherkennungsmaßnahmen zurückzuführen, an denen bisher leider nur ein Drittel aller Frauen teilnimmt. Frühstadien sind durch die zytologischen Portioabstriche erkennbar und können somit erfolgreich behandelt werden. Dagegen reduziert sich die Überlebenschance mit der Ausbreitung des Tumors erheblich.

Die Altersverteilung umfasst den großen Bereich vom 20.–80. Lebensjahr. Der Gipfel liegt zwischen 50 und 60 Jahren. 7 % der Frauen sind unter 30 Jahre, 6 % älter als 70 Jahre. Frühstadien finden sich häufiger bei den jüngeren Frauen, Spätstadien mehr bei den älteren. Jüngere Frauen gehen häufiger zur Vorsorgeuntersuchung als ältere.

Lokalisation

Nach der Lokalisation unterscheidet man:

- Portiokarzinom
- Zervixhöhlenkarzinom

Das Portiokarzinom ist histologisch ein Plattenepithelkarzinom, das Zervixhöhlenkarzinom ein Adenokarzinom. Das Zervixhöhlenkarzinom wird auch oft als sog. „Tonnenkarzinom" bezeichnet, da es die Cervix uteri tonnenförmig auftreibt (auch „tiefer Knoten" genannt).

Nach der *Wachstumsform* unterscheidet man:

- *exophytisch*: der Tumor wächst mit Gewebsanbau (Blumenkohltumor)
- *endophytisch*: der Tumor wächst mit Gewebszerfall (Kraterbildung)

Ursachen

- HPV (nach neuester Erkenntnis wahrscheinlich die häufigste Ursache),
- mangelhafte Genitalhygiene (auch des Partners),
- frühzeitige Defloration und häufig wechselnde Partner,
- Nikotinabusus,
- Multipara (häufiger als Nullipara).

Symptome

- Im Frühstadium asymptomatisch,
- Kontaktblutungen erst ab einer gewissen Tumorgröße,
- „fleischwasserfarbener" Fluor,
- Schmerzen erst bei Kompression oder Befall von Nachbarorganen.

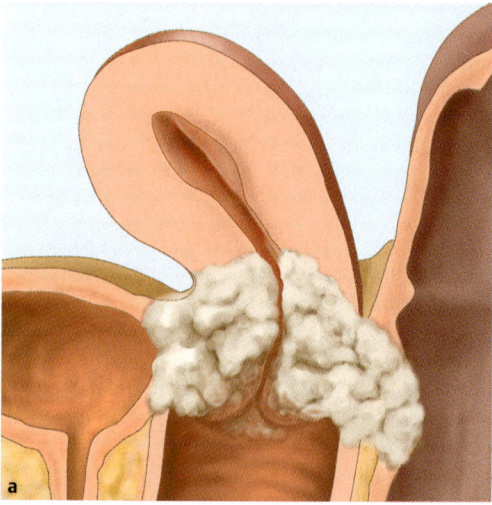

Abb. 1.45 a Ausgedehntes Zervixkarzinom mit Infiltration der Blase und des Darms.

Stadieneinteilung

- Stadium 0: Carcinoma in situ.
- Stadium I: Tumor auf die Portio oder Zervix begrenzt.
  - Stadium Ia1: mikroinvasiv bis 3 mm, Basalmembran durchbrochen.
  - Stadium Ia2: Invasionstiefe 3–5 mm (Mikrokarzinom).
  - Stadium Ib: makroinvasiv, Invasionstiefe über 5 mm.
- Stadium II (a und b): beginnender Übergriff auf das obere Scheidendrittel und/oder beginnende Infiltration der Parametrien.
- Stadium III: Infiltration des mittleren Scheidendrittels und/oder Infiltration der Parametrien bis zur Beckenwand.

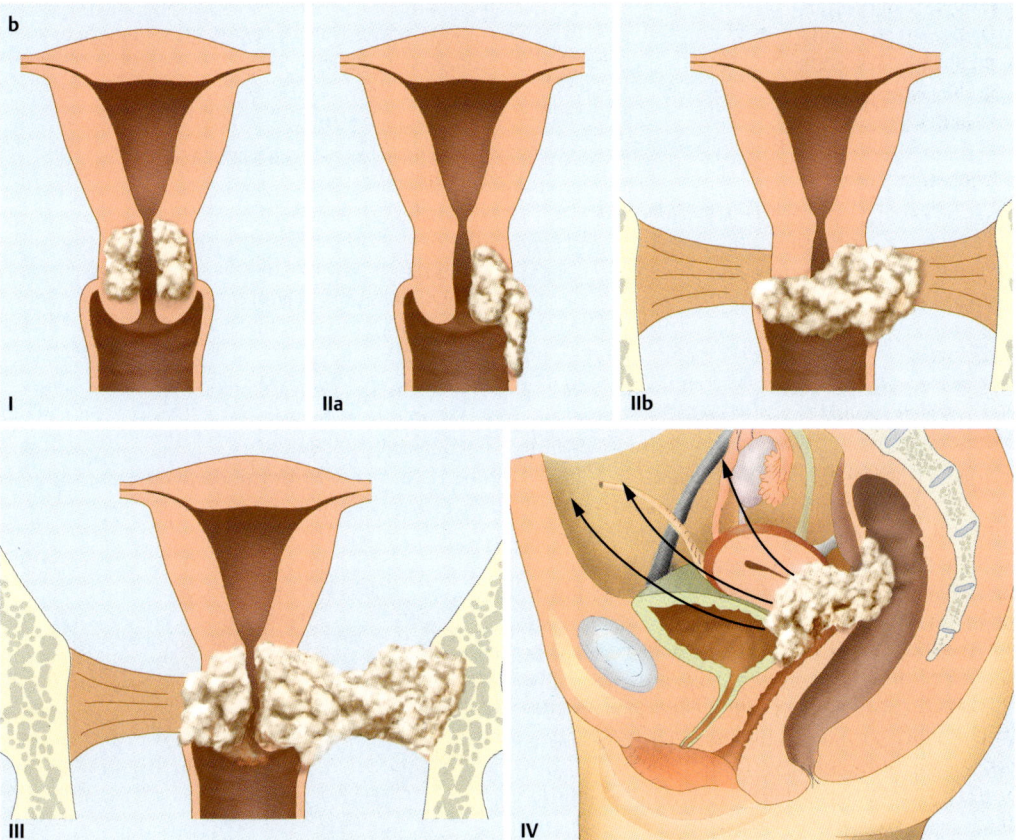

Abb. 1.45 b Stadieneinteilung des Zervixkarzinoms. Stadium I: Das Karzinom ist auf das Collum uteri begrenzt. Stadium IIa: Das Karzinom ist auf die Vagina ausgedehnt. Stadium IIb: Das rechte Parametrium ist in seinem Anfangsteil karzinomatös infiltriert. Stadium III: Das rechte Parametrium ist in seiner ganzen Ausdehnung bis zur Beckenwand karzinomatös infiltriert. Stadium IV: Einbruch des Karzinoms in die Blase und/oder in das Rektum, oder Fernmetastasen.

- Stadium IV: Infiltration von Nachbarorganen oder Fernmetastasen (**Abb. 1.45a–b**).

Diagnose
- kolposkopisch,
- zytologisch.
- Histologische Abklärung durch Gewebsentnahme.

Therapie
- Stadium 0: Konisation.
- Stadium Ia: Konisation, evtl. Hysterektomie.
- Stadium Ib und II: OP nach Wertheim-Meigs.
- Stadium III und IV: Bestrahlung.

Bei der OP nach Wertheim wird der Uterus unter Mitnahme der Ligg. sacrouterina und des parametranen Gewebes entfernt. Außerdem entfernt man eine größere Scheidenmanschette und die Lymphknoten entlang der großen Gefäße bis zur Aorta. Die Entfernung der Ovarien ist nicht obligatorisch, sondern je nach Alter der Patientin zu entscheiden. Bei Wertheim-Meigs werden die Parametrien in jedem Fall radikal bis zur seitlichen Beckenwand entfernt, zusätzlich auch paravaginales Gewebe.

Die Bestrahlung erfolgt als Kontaktbestrahlung mit zusätzlicher perkutaner Radiatio. In manchen Kliniken wird auch die Operation mit der Bestrahlung kombiniert.

Die Chemotherapie ist beim Zervixkarzinom bisher nur begrenzt wirksam.

> *Die radikalen Operationen und erst recht die massiven Bestrahlungen verursachen erhebliche Nebenwirkungen und senken die Lebensqualität. Sehr häufig kommt es gerade nach der Bestrahlung zu Blasen-Rektum-Scheidenfisteln, was den betroffenen Frauen massive hygienische Probleme bereiten kann.*

5-Jahres-Überlebensrate
- Stadium 0: fast 100%,
- Stadium Ia: 95–100%,
- Stadium Ib: ca. 80–90%,
- Stadium II: ca. 60–65%,
- Stadium III: ca. 40%,
- Stadium IV: ca. 10%.

Pauschal beträgt die 5-Jahres-Überlebensrate 61%. Bei der guten Prognose der Stadien 0 und Ia zeigt sich die große Bedeutung der Vorsorgeuntersuchung.

1.4.4   Korpuskarzinom (Endometriumkarzinom)

Inzidenz: jährlich 28,3/100000 Frauen.

Das Korpus- oder Endometriumkarzinom gewinnt durch seine ständig steigende Inzidenz zunehmend an klinischer Bedeutung. Früher wurde das Korpuskarzinom mit einer Häufigkeit von ca. 10–15% aller Genitalkarzinome der Frau angegeben Heute liegt die Inzidenz bereits höher als die des Zervixkarzinoms. Die Ursache für diese Zunahme wird in der steigenden Lebenserwartung der Frau gesehen. Diskutiert wird auch die zunehmende Östrogen-Substitutionstherapie im Klimakterium.

Das Korpuskarzinom tritt vorwiegend bei älteren Frauen auf. Der Altersgipfel liegt zwischen 60 und 70 Jahren. Als Vorstadium des Korpuskarzinoms gilt die adenomatöse Hyperplasie des Endometriums.

Ursachen
- Östrogenbedingte Überstimulation des Endometriums ohne kompensatorische Gestagenaktivität,
- auffällige Korrelation mit Diabetes mellitus, Hypertonie und Adipositas.

Symptome
- Postmenopausale Blutungen,
- fötider Fluor,
- Hämatometra, Pyometra,
- bei jüngeren Frauen Zwischen- und Schmierblutungen.

Stadieneinteilung
- Stadium I: Karzinom auf das Corpus uteri begrenzt.
- Stadium II: Übergang auf die Cervix uteri.
- Stadium III: Ausdehnung des Karzinoms über den Uterus hinaus (Adnexe, Vagina), aber auf das kleine Becken beschränkt (**Abb. 1.46**).

- Stadium IV: Einbruch in Blase oder Rektum, Ausdehnung über das kleine Becken hinaus oder Fernmetastasen.

Diagnose
- Hauptsächlich durch Kürettage,
- Ultraschall,
- evtl. Hysteroskopie.

Therapie
- Im Stadium I: Hysterektomie mit beiden Adnexen;
- bei höheren Stadien: erweiterte Hysterektomie mit Adnexen, Scheidenmanschette sowie Entfernung erreichbarer parailiakaler Lymphknoten;
- evtl. Nachbestrahlung und/oder hochdosierte Gestagentherapie.

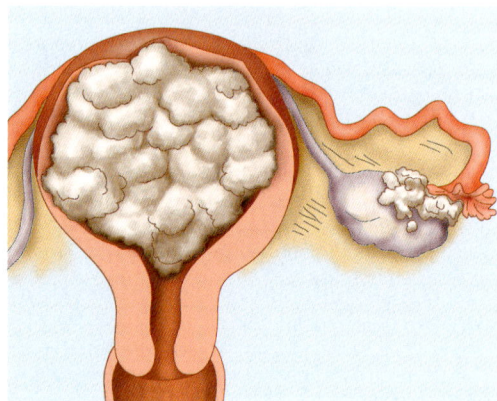

Abb. 1.46 Ausgedehntes Korpuskarzinom mit Metastasierung ins linke Ovar.

5-Jahres-Überlebensrate
- Stadium I: 85%,
- Stadium II: 65%,
- Stadium III: 39%,
- Stadium IV: 11%.

Bei Befall von paraaortalen Lymphknoten beträgt die 5-Jahres-Überlebensrate nur 20–40%.

1.4.5   Tubenkarzinom

Inzidenz: jährlich 0,3/100000 Frauen.

Das Tubenkarzinom ist ein sehr seltenes Karzinom. Seine Häufigkeit beträgt nur unter 1% aller Genitalkarzinome. Die meisten Tubenkarzinome werden erst anlässlich einer Operation erkannt. Sie entstehen primär einseitig und neigen wegen der guten

Lymphdrainage frühzeitig zur Metastasierung in die parailiakalen und paraaortalen Lymphwege. Das durchschnittliche Erkrankungsalter liegt zwischen 52 und 58 Jahre.

Ursache
- Weitgehend unbekannt, möglicherweise chronische Entzündungen.

Symptome
- Meistens erfolgt die OP wegen eines palpablen Adnextumors,
- Schmerzen schon recht frühzeitig auf der befallenen Seite,
- Blutungsanomalie,
- auffällig wässrig–eitriger Fluor.

Diagnose
- Sonografisch,
- manchmal auch zytologisch,
- bei Verdacht auch laparoskopisch.

Therapie
- Erweiterte Hysterektomie mit beiden Adnexen und Entfernung der parailiakalen und paraaortalen Lymphknoten,
- evtl. Netzresektion.

5-Jahres-Überlebensrate
Wegen der geringen Häufigkeit gibt es keine verlässlichen Aussagen. Allgemein sind die Heilungsaussichten gering, da die Tumoren meistens zu spät erkannt werden. Die Angaben schwanken zwischen 38% und 50%. Wegen der hohen Malignität des Tubenkarzinoms ist die 5-Jahres-Überlebensrate sicher unter der des Ovarialkarzinoms anzusetzen.

> *Die Rezidivneigung ist beim Tubenkarzinom auffällig hoch!*

1.4.6 Bösartige Tumoren des Ovars

Inzidenz: jährlich 15,6/100000 Frauen.
Die bösartigen Tumoren des Ovars sind die bedrohlichsten Genitalkarzinome der Frau. Sie verursachen zu Beginn ihrer Entstehung keine Frühsymptome und sind deshalb bei Diagnosestellung sehr oft schon metastasierend. Jeder dritte diagnostizierte Ovarialtumor ist oder wird bösartig (s. Kap. 1.3.9).

Das Risiko einer Frau, im Laufe ihres Lebens an einem Ovarialkarzinom zu erkranken, liegt in der Bundesrepublik bei etwa 1%. Der Altersgipfel liegt zwischen dem 6. und 7. Lebensjahrzehnt. Das Malignom des Ovars tritt in verschiedenen Ländern mit unterschiedlicher Häufigkeit auf. In Asien und Afrika sind Ovarialkarzinome seltener als in unserer Region. Am niedrigsten ist die Inzidenz in Japan.

Ovarialkarzinome mit nur geringem Malignitätsgrad werden als *Borderline-Tumoren* bezeichnet. Der Übergang in ein invasives Karzinom kann sich über Jahre hinziehen oder auch gar nicht erfolgen. Deshalb werden sie wie gutartige Ovarialtumoren therapiert.

Ursachen
Als Risikofaktoren gelten eine familiäre Belastung sowie Kinderlosigkeit. Auffällig ist eine Häufung bei Patientinnen mit Brustkrebs oder anderen durchgemachten bösartigen Erkrankungen. Als risikomindernd gelten erfolgte Schwangerschaften und die längere Einnahme von Ovulationshemmern. Das Risiko, an einem Ovarialkrebs zu erkranken, scheint mit der Anzahl der Ovulationen anzusteigen.

Symptome
Keine Frühsymptome, Beschwerden treten erst auf, wenn der Tumor eine bestimmte Größe erreicht hat. Dabei handelt es sich um:
- unklare Oberbauch- und Unterleibsbeschwerden,
- Beeinträchtigung des Allgemeinbefindens,
- Zunahme des Leibesumfanges (sehr häufig wegen Aszitesbildung).

Stadieneinteilung
- Stadium I: Tumor auf das Ovar begrenzt.
- Stadium Ia: nur ein Ovar befallen, kein Aszites, Kapsel intakt.
- Stadium Ib: beide Ovarien befallen, kein Aszites. Kapsel intakt.
- Stadium Ic: wie Ia oder Ib, aber mit Aszites und Kapselruptur.
- Stadium II: Tumor eines oder beider Ovarien mit Ausdehnung im kleinen Becken.
- Stadium III: Tumor mit peritonealer Metastasierung außerhalb des kleinen Beckens (**Abb. 1.47a–b**).
- Stadium IV: Tumor mit Fernmetastasen.

Diagnose
- Palpation,
- Ultraschall,
- Laparoskopie,
- starke Erhöhung des Tumormarkers Ca 125.

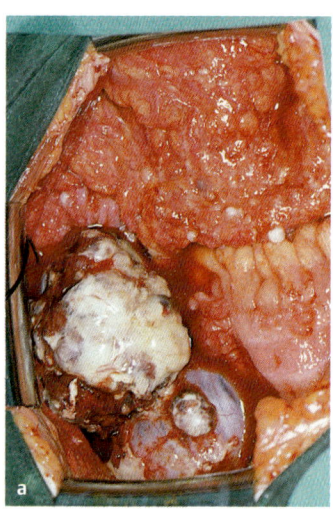
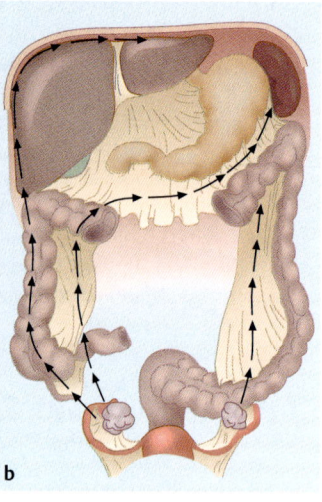

Abb. 1.47a–b Ovarialkarzinom. **a** Ausgedehntes, bis ins große Netz metastasierendes Ovarialkarzinom (aus Pfleiderer 2001). **b** Durch Aszitesflüssigkeit begünstigte Ausbreitungswege der intraabdominellen Metastasierung.

Therapie

Bei Diagnosestellung sind manche Tumoren schon so ausgedehnt, dass eine aussichtsreiche Therapie fraglich erscheint. Dennoch sind Heilungen – in Abhängigkeit von der Ausbreitung des Tumors – durch adäquate Op-Techniken und Chemotherapien beschrieben. Nur radikale Operationsmethoden sowie gezielte Chemotherapie können Heilung oder Tumorremission mit Verlängerung der Lebenserwartung bewirken.

Operative Maßnahmen: Abdominale Hysterektomie mit möglichst vollständiger Entfernung des gesamten Tumorgewebes einschließlich vorhandener peritonealer Metastasen und Lymphknoten sowie Netzresektion.

Chemotherapie: Ovarialkarzinome sprechen im Allgemeinen gut auf Chemotherapie an.

5-Jahres-Überlebensrate

- Stadium I: 70–80% (selten, da nicht früh genug erkannt),
- Stadium II: 30–50%,
- Stadium III: höchstens 10%,
- Stadium IV: nur Einzelfälle.

Einteilung der wichtigsten bösartigen Ovarialtumoren

Epitheliale Tumoren (= Ovarialkarzinome)

Epitheliale Tumoren machen ca. 85–90% der bösartigen Ovarialtumoren aus, sind also die häufigste Form des Krebses am Ovar. Sie entstehen durch extreme Steigerung des epithelialen Wachstums. Die Struktur kann serös, mukös oder endometrioid sein. Endometrioid bedeutet, dass die histologische Struktur der eines Endometriumkarzinoms ähnelt. Als Therapie kommt in der Regel nur die radikale Operation, oft kombiniert mit einer Chemotherapie in Frage. Das Durchschnittsalter der Erkrankten beträgt 35–65 Jahre. Die Prognose ist schlecht, da bei der Erkennung meistens schon das Stadium III erreicht ist. Die 5-Jahres-Überlebensrate beträgt etwa 30–40%.

Nichtepitheliale Tumoren (Stroma-Tumoren)

Granulosa-/Theka-Zelltumoren

Sie machen 3–5% der bösartigen Ovarialtumoren aus. Ihr Auftreten ist in allen Lebensabschnitten möglich. Sie leiten sich von den Granulosazellen ab und sind häufig mit mehr oder weniger Thekazellen durchsetzt. Wegen ihrer Östrogenbildung führen sie zu uterinen Blutungsstörungen und, bei älteren Frauen, zu Brustschwellungen. Beim Kind kommt es zur Frühreife (Pubertas praecox). Nichtepitheliale Tumoren werden operiert (Radikalität je nach Ausdehnung und Alter). Da Granulosazelltumoren als strahlensensibel gelten, wird Nachbestrahlung empfohlen. Auf Chemotherapie sprechen diese Tumoren kaum an. Die Prognose ist günstiger als beim Ovarialkarzinom.

Androblastome

Sie entstehen aus dem männlich angelegten Keimepithel (Sartoli-Leydig-Zelltumor). Sie bilden männliche Hormone. Deshalb kommt es zur Virilisierung der Patientin. Das durchschnittliche Erkrankungsalter beträgt 28 Jahre. Androblastome werden operativ entfernt, nur bei inoperablen Fällen wird mit Chemotherapie behandelt. Die Prognose ist bei geringer Ausdehnung relativ gut, die 5-Jahres-Überlebensrate beträgt 70–90%.

> *Das Androblastom und der Granulosazelltumor werden von manchen Autoren auch als „fakultativ" bösartig bezeichnet. Dies bedeutet, das sich der Tumor im klinischen Verlauf bösartig oder auch gutartig verhalten kann.*

Keimzelltumoren

Die folgenden Tumoren leiten sich vom *Keimepithel* im Ovar ab.

Dysgerminom
Es entsteht aus unreifen Keimzellen und ist die häufigste Form des bösartigen Ovarialtumors im Jugendalter. Ca. 50% der Patientinnen sind unter 20 Jahre alt (Durchschnittsalter 10–30 Jahre). Operation und Chemotherapie sind die üblichen Behandlungsverfahren. Dysgerminome zeichnen sich durch ein sehr rasches Wachstum aus und werden meistens erst durch die schnelle Zunahme des Leibesumfanges erkannt. Dennoch haben sie eine günstige Prognose. Die 5-Jahres-Überlebensrate beträgt etwa 75–90%, ungünstiger ist sie bei einer Ausdehnung auf Nachbarorgane.

Teratoblastom
Wird auch als „unreifes Teratom", Teratokarzinom oder Embryonalzellkarzinom bezeichnet. Es tritt meist in den ersten Lebensjahren (Durchschnittsalter 0–20 Jahre) auf und führt sehr schnell zu einer peritonealen Aussaat. Bei der Operation wird der Tumor vollständig entfernt, u. U. ist eine Chemotherapie erforderlich. Die 10-Jahres-Überlebensrate beträgt 60–65%.

Zusammenfassung

- Bei allen bösartigen Tumoren des Ovars erfolgt die Metastasierung bevorzugt im Peritonealraum und über die Lymphbahnen.
- Alle sprechen relativ gut auf Chemotherapie an. Wenn auch Heilungen und Tumorremissionen nach radikalen Operationen und Bestrahlung beschrieben wurden, ist die Prognose nach wie vor ungünstig. Es zeigt sich die Wichtigkeit der möglichst frühzeitigen Erkennung eines Ovarialtumors, egal ob primär gutartig oder bösartig.

- Da ein Ovarialtumor zunächst keine Beschwerden verursacht, ist er nur durch regelmäßige Routineuntersuchungen erkennbar.
- Aber nicht nur wegen der Gefahr eines Ovarialtumors, sondern wegen Genitalerkrankungen überhaupt, sollte bei jeder Frau eine jährliche Untersuchung im Sinne einer Krebsvorsorge erfolgen.

1.4.7 Mammakarzinom

Inzidenz: jährlich zwischen 22 und 288/100000 Frauen.
- 20- bis 35-Jährige: jährlich 22/100000;
- 40- bis 45-Jährige: jährlich 138/100000;
- 75- bis 80-Jährige: jährlich 288/100000.

Das Mammakarzinom ist mit 26,5% das häufigste aller Karzinome der Frau. Jährlich gibt es in der Bundesrepublik etwa 45.000 Neuerkrankungen. Jede 8.–10. Frau bekommt statistisch gesehen ein Mammakarzinom. Dabei gibt es auffällige geografische Verteilungsunterschiede.

Risikofaktoren
- Genetische Prädisposition,
- gehäuftes familiäres Vorkommen,
- fettreiche Ernährung,
- Nullipara,
- Frauen, die nicht gestillt haben.

Diagnose
- Selbstuntersuchung (ganz wichtig!, **Abb. 1.48**),
- Mammografie,
- MRT,
- Stanzbiopsie.

Stadieneinteilung
Beim Mammakarzinom erfolgt die Stadieneinteilung vorwiegend nach dem TNM-Schlüssel (**Tab. 1.2**).

Tab. 1.2 TNM-Schlüssel

Primärtumor (T)	Regionäre Lymphknoten (N)	Fernmetastasen (M)
▪ Tis: Carcinoma in situ.	▪ N1: verschiebliche, gleichseitige axilläre LK-Metastasen.	▪ M0: keine Fernmetastasen.
▪ T1: Tumor < 2 cm in größter Ausdehnung.	▪ N2: fixierte, gleichseitige axilläre LK-Metastasen.	▪ M1: Fernmetastasen.
▪ T2: Tumor 2–5 cm.	▪ N3: gleichseitige LK-Metastasen entlang der A. mammaria interna.	
▪ T3: Tumor > 5 cm.		

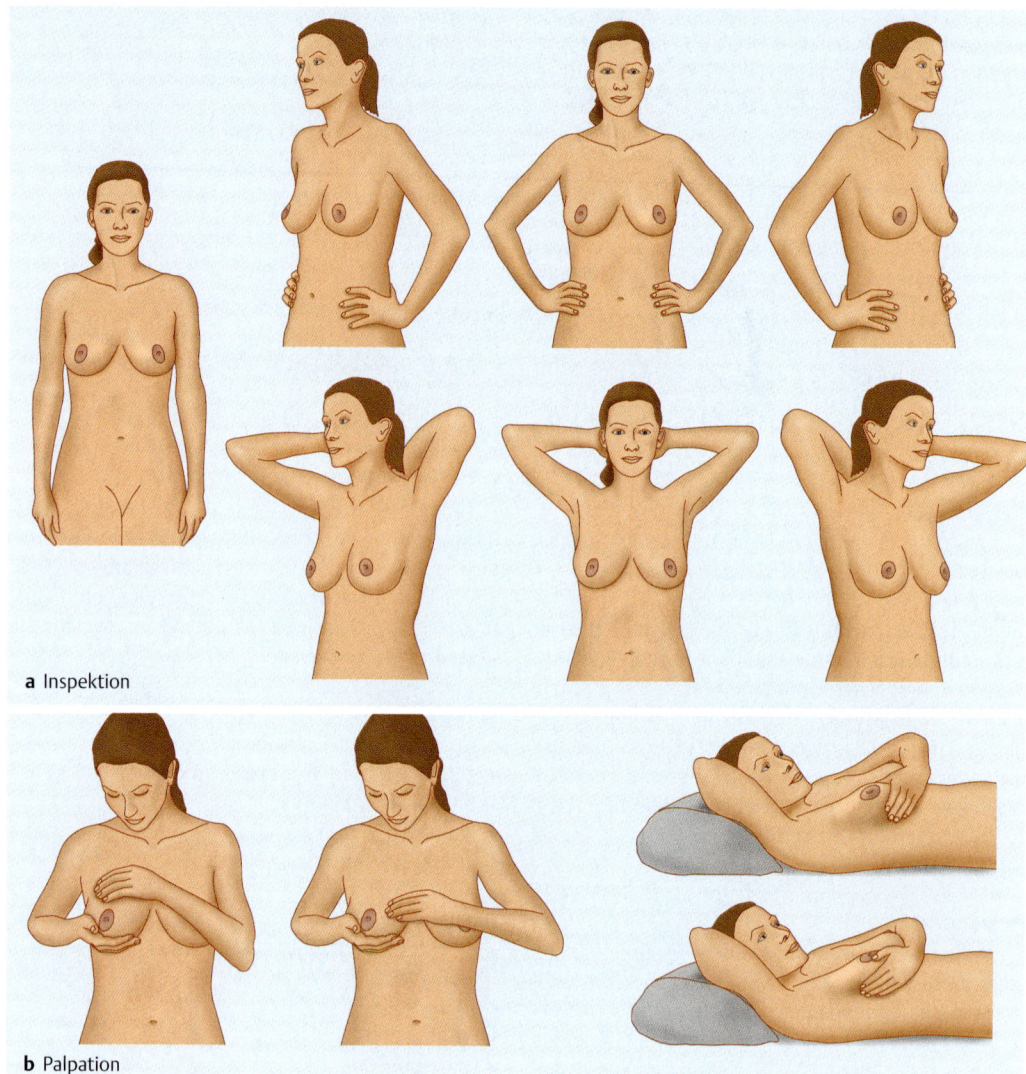

a Inspektion

b Palpation

Abb. 1.48 Anleitung zur Selbstuntersuchung der Brust.

Symptome

- Tastbarer Knoten,
- sezernierende Mamille (evtl. blutig),
- Einziehung der Mamille,
- Hauteinziehung über dem Tumor (**Abb. 1.49a**),
- Haut über dem Tumor nicht mehr verschieblich,
- positiver Plateautest (**Abb. 1.49b**),
- Apfelsinenhaut (Peau d'orange) (**Abb. 1.49c**),
- Lymphknotenschwellung in der Axilla.

Schmerzen allein sind kein eindeutiges Symptom.

Tumorarten

Die häufigsten Karzinome der Brust entstehen in den Drüsengängen (80%). Sie werden als *duktale* Karzinome bezeichnet und können medulläre oder szirrhöse Strukturen aufweisen. Das sog. *lobuläre* Karzinom entsteht in den Drüsenläppchen. Beide Typen können sich invasiv weiterentwickeln (**Abb. 1.50a–b**).

Morbus Paget: Als Morbus Paget wird eine besondere Form des Mammakarzinoms bezeichnet, welches im distalen Anteil eines Milchganges entsteht und sich nach außen auf die Mamille und den Mamillenvorhof ausbreitet. Dort wirkt es wie ein Ekzem und wird auch oft mit einem solchen verwechselt (**Abb. 1.51**).

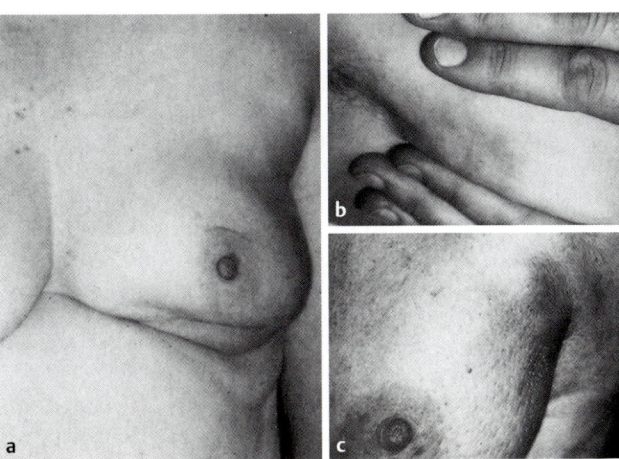

Abb. 1.49a–c Drei Phänomene bei Mammakarzinom. **a** Deutliche Hauteinziehung über dem Tumor. **b** Positiver Plateautest. **c** Apfelsinenhaut.

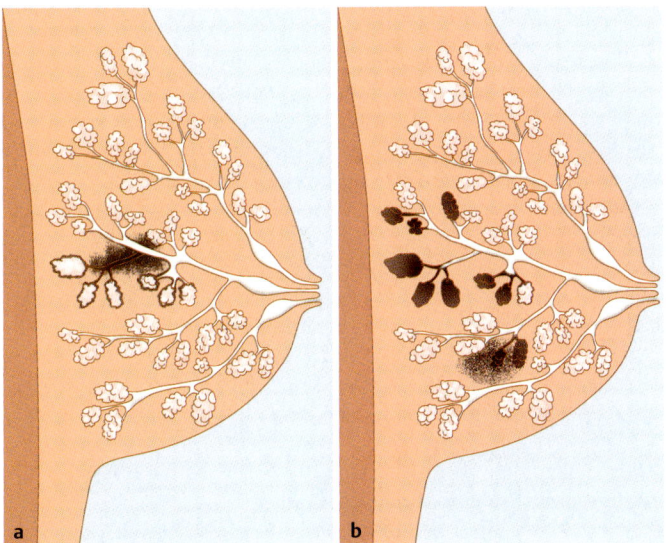

Abb. 1.50a–b Verschiedene Tumorarten beim Mammakarzinom (aus Meuret 1995). **a** Invasiv duktales Mammakarzinom. **b** Invasiv lobuläres Mammakarzinom.

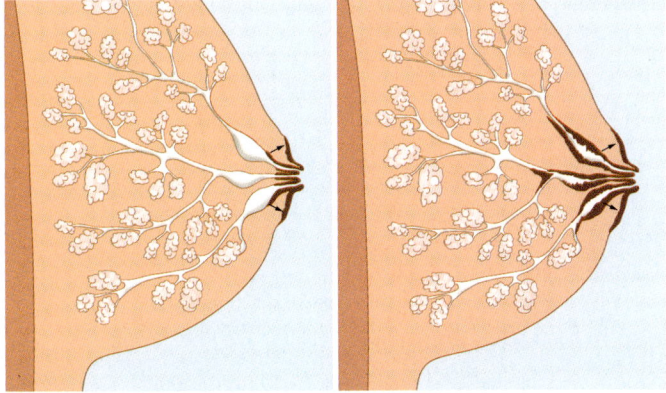

Abb. 1.51 Morbus Paget (aus Meuret 1995).

Therapie

Die Therapie des Mammakarzinoms sollte unter Berücksichtigung aller Risikofaktoren individuell gestaltet werden. Da der Verlust einer Brust für die Frau ein außerordentlich belastender Eingriff ist, müssen ihre Wünsche in die Therapieentscheidung mit einbezogen werden, dürfen dadurch aber nicht zu einer Verringerung der Heilaussichten führen.

Bei Ca-Verdacht erfolgt zunächst die Absicherung der Diagnose durch Tumorentfernung oder Nadelbiopsie mit histologischer Beurteilung (Schnellschnitt). Das weitere operative Vorgehen entscheidet sich je nach Größe des Tumors.

Operation: Man unterscheidet grundsätzlich die Amputation der Brust (Ablatio mammae) und brusterhaltende Eingriffe.

- Ablatio mammae mit Lymphonodektomie: Im Allgemeinen folgt bei einer Tumorgröße von mehr als 2 cm (T2–T3) die Amputation der Brust (Ablatio mammae), da in diesen Fällen die Wahrscheinlichkeit einer multifokalen Streuung des Tumors innerhalb der Brust zunimmt. Bei kleineren Tumoren kann brusterhaltend operiert werden. Voraussetzung ist aber, dass der Tumor in toto entfernt wird, mit einer tumorfreien Sicherheitszone von 1–2 cm. In jedem Fall, ob unter oder über 2 cm, werden die axillären Lymphknoten entfernt. (Axilla-Dissektion mit mindestens 10 LK).
- Brusterhaltende Eingriffe (jeweils mit LK-Entfernung): Es besteht heute die Tendenz, auch bei einer Tumorgröße von mehr als 2 cm brusterhaltend zu operieren, wenn die Brust nicht zu klein ist. Die Relation zwischen Brust- und Tumorgröße spielt bei dieser Entscheidung eine wichtige Rolle, da bei sehr kleinen Brüsten die Entfernung eines 2 cm großen Tumors mit einer Sicherheitszone von 1–2 cm die Brust kosmetisch stark verändert wurden. Zusätzlich erweist sich dann die Nachbestrahlung als problematisch. Diese ist bei einer brusterhaltender OP obligatorisch. Zu den brusterhaltenden Eingriffen zählen:

- Lumpektomie (Tumorentfernung in toto mit Sicherheitsrandzone),
- Subkutane Mastektomie mit Prothesen-Inlay,
- Segment- oder Quadrantenresektion.

Chemotherapie: Eine anschließende Chemotherapie kommt bei positiven axillären Lymphknoten oder vorhandenen Metastasen in Betracht. Mehr und mehr setzt sich aber auch die sog. adjuvante Chemotherapie durch, d. h. auch bei negativen Lymphknoten in der Axilla. Man glaubt, dadurch bessere Ergebnisse erzielen zu können. Viele bisherige Studien sprechen dafür.

Hormontherapie: Bei positiven Östrogen-Rezeptoren des Tumors (nicht immer der Fall), kann bei Frauen in der Postmenopause zusätzlich ein Anti-Östrogen eingesetzt werden. Bei metastasierenden Tumorverläufen prämenopausaler Frauen kann die Gonadotropinproduktion in der Hypophyse mit GnRH-Analoga gehemmt werden. Dadurch wird die Östrogensynthese in den Ovarien teilweise blockiert. Weiterhin stehen zur anti-hormonellen Therapie sog. Aromatasehemmer zur Verfügung. Auch hochdosierte Gestagene werden gelegentlich eingesetzt.

> *Was die Therapie des Mammakarzinoms angeht, sind die Empfehlungen noch in Bewegung. Es laufen an vielen Orten Studien, um die effektivste Form der Therapie zu ergründen. Dabei tritt die Chemotherapie immer mehr in den Vordergrund. Bei sehr großen Tumoren wird sie teilweise auch schon präoperativ zur Tumorverkleinerung eingesetzt.*

5-Jahres-Überlebensrate

Pauschal beträgt die 5-Jahres-Überlebensrate ca. 75 %. Die 10-Jahres-Überlebensrate beträgt ca. 50 %. Es gibt sehr unterschiedliche Verlaufsformen, von sehr kurz bis sehr lang. Für die Prognose ist das primäre Tumorstadium von entscheidender Bedeutung.

1.5   Krebsfrüherkennung

Die effektivsten Maßnahmen zur Senkung der Krebsgefährdung sind Früherkennungsmaßnahmen. Je frühzeitiger ein Karzinom in seiner Entstehung erkannt wird, umso größer sind die Heilaussichten. Von den Krankenkassen werden die Kosten für eine jährliche Vorsorgeuntersuchung ab dem zwanzigsten Lebensjahr für jede Frau übernommen.

Maßnahmen der Früherkennung

- Kurze anamnestische Angaben,
- Spekulumeinstellung der Scheide und der Portio,
- Zytologischer Zellabstrich von der Portio und aus der Cervix uteri,
- Bimanuelle gynäkologische Untersuchung,
- Rektale Untersuchung (ab dem 45. Lebensjahr),
- Hämoccult-Test (Nachweis von nicht sichtbarem Blut im Stuhl, ab dem 45. Lebensjahr),
- Palpation der Brüste (ab dem 30. Lebensjahr),
- Beachtung von Hautveränderungen.

Zytologie

Der zytologische Abstrich wird nach Fixierung und Einfärbung mikroskopisch auf Malignitätskriterien der Zellen untersucht. Nach Papanicolaou werden die Ergebnisse der Abstriche in folgende Gruppen eingeteilt:
- *Gruppe I:* Krebs unverdächtig, regelrechtes Zellbild.
- *Gruppe II:* Krebs unverdächtig, aber entzündliche Elemente. Kontrolle nach Behandlung.
- *Gruppe III:* Zweifelhaftes Zellbild. Kontrolle innerhalb von drei Monaten nach Behandlung (Fluorbehandlung, Östrogene lokal).
- *Gruppe III D:* Leichte bis mittelgradige Zellveränderung (Dysplasie), Histologische Abklärung.
- *Gruppe IV:* Pathologische Zellen, Verdacht auf Ca in situ. Unbedingt histologische Abklärung.
- *Gruppe V:* Eindeutige Tumorzellen. Verdacht auf invasives Karzinom. Sofortige histologische Untersuchung erforderlich!

Zur Eingruppierung eines Abstriches in die Gruppen I–V werden die vorhandenen Zellen identifiziert und nach Malignitätskriterien beurteilt. Es handelt sich um Epithelzellen aus den verschiedenen Gewebsschichten der Portio, der Scheidenschleimhaut, sowie um Drüsenepithelzellen der Cervix. Die folgenden Abbildungen zeigen neben einer normalen Zelle (**Abb. 1.52**) typische Veränderungen (**Abb. 1.53–1.56**).

Nicht selten kommt es vor, dass Zellen nicht eindeutig einzuordnen sind. Dies kann zum Beispiel bei Östrogenmangel älterer Frauen oder bei Entzündungen der Fall sein. Dann erfolgt die Eingruppierung zunächst in die Kontrollgruppe III. Nach entsprechender Behandlung (Aufhellung) wird dann

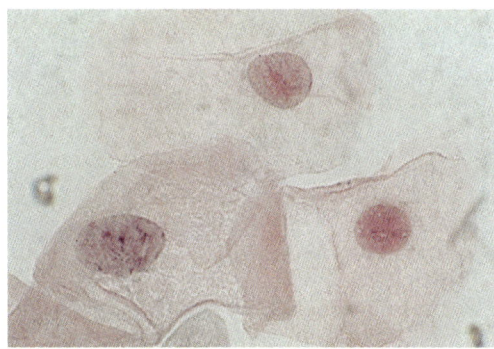

Abb. 1.52 Ansicht einer normalen Zelle (aus Martius 1984).

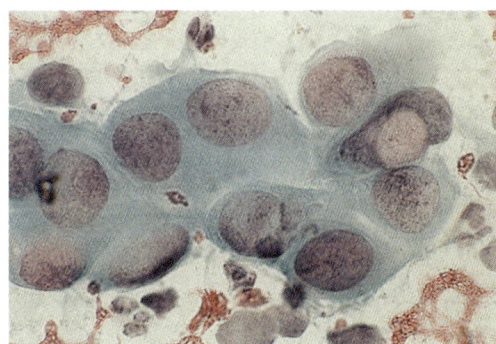

Abb. 1.53 Verschiebung der Kern-Plasma-Relation zugunsten des Kerns. Deutliche Vergrößerung des Kerns. Nur noch schmaler Zytoplasmasaum (aus Martius 1984).

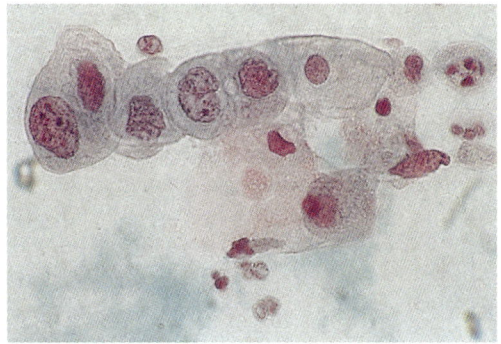

Abb. 1.54 Endrundung des Kerns (Polymorphie) (aus Martius 1984).

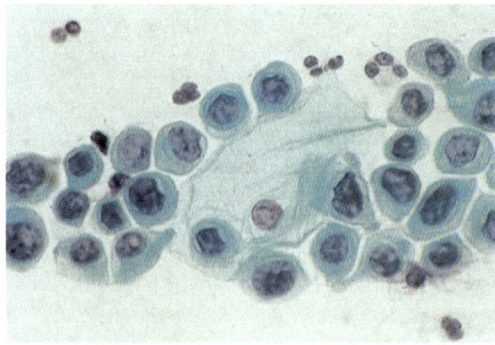

Abb. 1.55 Polychromasie des Kerns, starke Anfärbbarkeit (aus Martius 1984).

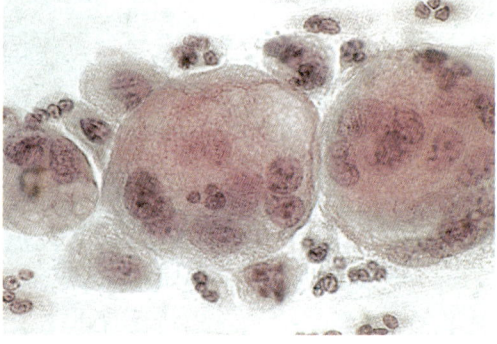

Abb. 1.56 Mehrere Zellkerne in einer Zelle, oder mehrere Zellkernkörperchen (aus Martius 1984)

ein Kontrollabstrich entnommen. Ist dieser wiederum Gruppe III sollte eine histologische Abklärung erfolgen. Auch die Gruppe III D macht eine histologische Abklärung erforderlich.

> *Das zytologische Ergebnis stellt lediglich einen Hinweis dar. Die endgültige Diagnose mit der Konsequenz zu der dann adäquaten Therapie fällt immer erst durch die Histologie.*

1.6   Zyklusbedingte Veränderungen

Im Verlauf des Menstruationszyklus kommt es zu hormonellen und morphologischen Veränderungen (**Abb. 1.57**). Aufgrund dieser Veränderungen lässt sich der Zeitpunkt der Ovulation recht genau abschätzen. Diese Erkenntnis macht man sich bei der Antikonzeption (Kap. 1.7) und bei der Behandlung der Sterilität (Kap. 1.8) zunutze.

Basaltemperatur
Am Verlauf der Basaltemperaturkurve (**Abb. 1.58**) ist der Zeitpunkt der Ovulation ersichtlich. Auf einem besonderen Kurvenblatt wird die morgendliche Aufwachtemperatur eingetragen. Für die Temperaturmessung (oral) eignet sich am besten ein feingraduiertes, digitales Fieberthermometer. Die Ovulation ist erkennbar an einem Temperaturanstieg von 0,4–0,6 Grad. Bei korrekter Aufzeichnung sind die fruchtbaren und unfruchtbaren Tage ablesbar.

Spinnbarkeit des Zervixschleims
Der Zervixschleim, sonst milchig-trüb, ist zum Zeitpunkt der Ovulation besonders klar und von einer geringeren Viskosität. Dieses Phänomen wird als *Spinnbarkeit* bezeichnet, weil es gelingt, den Schleim mit Hilfe eines Instrumentes – oder auch digital – ähnlich einem Spinnfaden auszuziehen.

Farnkrauttest
Beim Eintrocknen des Zervikalschleims auf einem Objektträger kann man mikroskopisch eine Kristallisierung erkennen, die Farnkrautblättern ähnelt.

Dies geschieht nur zum Zeitpunkt der Ovulation. Sonst ist das Trockenmuster homogen.

Muttermundsweite
Zum Zeitpunkt der Ovulation ist eine größere Weite des Muttermundes erkennbar.

Vaginalepithel
In der Östrogenphase findet man im Scheidenabstrich vorwiegend abgeschilferte Superfizialzellen. In der Progesteronphase sind diese Zellen pyknotisch (stark verdichtet).

Hormonelle Veränderungen
In der Proliferationsphase ist der Östrogengehalt (Östradiol) im Blut erhöht. In der Sekretionsphase überwiegt das Progesteron. Das Verhalten der Gonadotropinspiegel zeigt **Abb. 1.57**.

Endometrium
Unter dem Einfluss des Östrogens kommt es zu einer Proliferation des Endometriums, unter dem Einfluss des Progesterons zur Transformation in die Sekretionsphase.

Ovar
Im Ovar reifen unter dem Einfluss von FSH die Follikel heran (Follikelphase). Nach der Ovulation bildet sich die im Ovar zurückbleibende Follikelhülle zum Corpus luteum um. Im Corpus luteum wird das Progesteron synthetisiert.

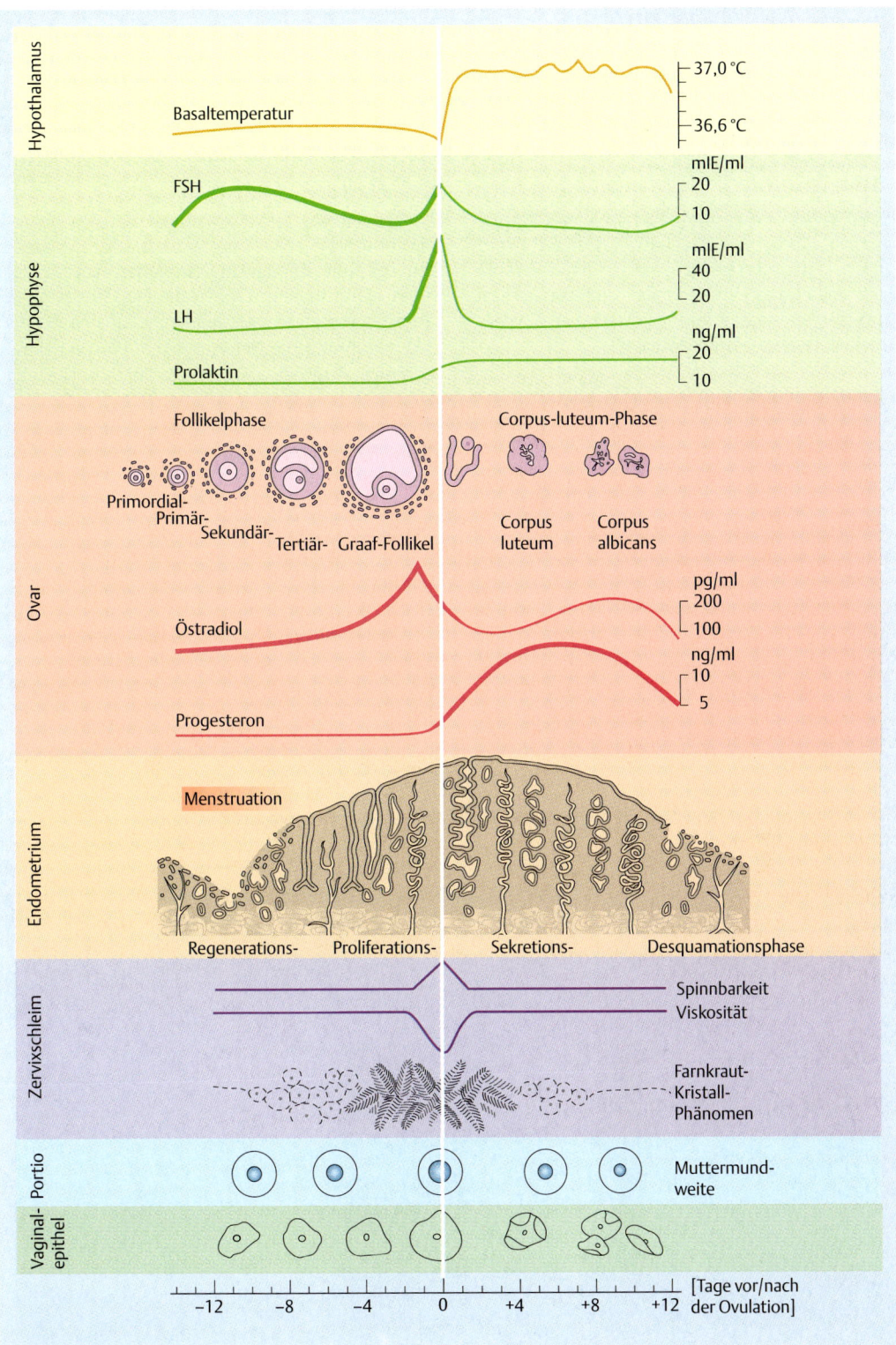

Abb. 1.57 Zyklische Veränderungen.

1.7   Antikonzeption

Unter Antikonzeption verstehen wir Maßnahmen zur Verhinderung ungewollter Schwangerschaften. Die Sicherheit der jeweiligen Methode wird mit dem Pearl-Index angegeben.

> **Pearl-Index**: *Zahl der unerwünschten Schwangerschaften auf 100 Anwendungsjahre. Würden 100 Frauen 1 Jahr lang ein bestimmtes Verhütungsmittel anwenden, und würden 2 Frauen dabei schwanger werden, wäre der Pearl-Index 2. Je niedriger also der Pearl-Index, um so sicherer das Verhütungsmittel!*

Natürliche Verhütungsmethoden

Temperaturmethode
Enthaltsamkeit zum Zeitpunkt der Ovulation, Pearl-Index 1.
Diese Verhütungsmethode beruht auf der Veränderung der Basaltemperatur (Kap. 1.6). Beim täglichen Aufzeichnen der morgendlichen Aufwachtemperatur erkennt man kurz vor der Ovulation ein geringes Absinken der Temperatur und danach einen Anstieg um 0,4 bis 0,6 Grad (**Abb. 1.58**). In dieser Zeit besteht ein Befruchtungsoptimum. Also sollte zur Verhütung in dieser Zeit Enthaltsamkeit geübt werden, mit einer Sicherheitskarenz von 4 Tagen davor und 4 Tagen danach.

> *Bei einer fieberhaften Erkrankung ist die Basaltemperaturkurve nutzlos.*

Coitus interruptus
Ejakulation außerhalb der Scheide, Pearl-Index 10–38.

Obwohl sehr unzuverlässig, wird diese Methode häufig praktiziert. Bei längerer Anwendung sind somatische Störungen denkbar.

Billingsmethode
Beurteilung der Spinnbarkeit des Zervixschleims, Pearl-Index 15.
Zum Zeitpunkt der Ovulation verändert sich der Zervikalschleim (s. Kap. 1.6). Ist die Frau in der Lage, diese Veränderung zu erkennen, kann sich daraus eine Verhütungsmöglichkeit ableiten lassen. Diese Methode wird oft mit der Temperaturmessung kombiniert.

Chemische Methoden

Intravaginale Zäpfchen oder Gel
Spermizide Wirkung, Pearl-Index 4.
Diese Mittel besitzen eine Spermien abtötende Wirkung. Der Nachteile bestehen darin, dass diese Mittel rechtzeitig (mindestens 10 Min. vor dem Verkehr) in die Scheide eingeführt werden müssen, um sich wirksam aufzulösen und gleichmäßig verteilen zu können. Dies gilt besonders für die Zäpfchen.

Barrieremethoden

Scheidendiaphragma und Portiokappe
Barrieremethode durch Verschluss der Zervix, Pearl-Index 2–25.
Scheidendiaphragma und Portiokappe werden vor dem Verkehr über oder vor die Portio eingesetzt (**Abb. 1.59**). Die Anwendung ist somit etwas kompli-

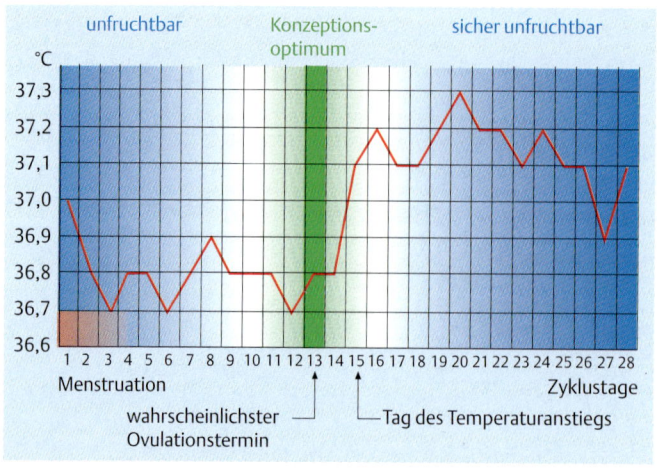

Abb. 1.58 Temperaturmethode.

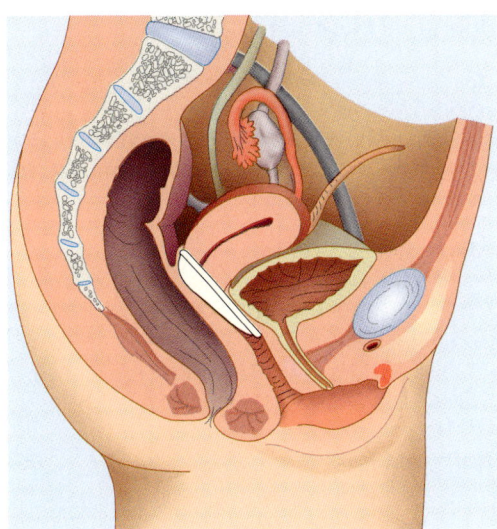

Abb. 1.59 Scheidendiaphragma und Portiokappe.

ziert. Nur wenige Frauen kommen damit zurecht. Häufig wird diese Methode mit einer chemischen Methode kombiniert.

Kondom (Präservativ)
Pearl-Index 7–14.
Das Kondom hat eine historische Entwicklung. Man benutzte ähnliche Vorrichtungen bereits zu einer Zeit, als man von der Existenz der Spermien noch nichts wusste. Man glaubte, sich gegen Verunreinigungen schützen zu können. Natürlich waren die benutzten Materialien längst nicht dafür geeignet. Die Sicherheit von Kondomen hängt entscheidend von der richtigen Handhabung ab. Da Kondome aus Latex hergestellt werden, sollten sie bei einer Latexallergie nicht verwendet werden.

Kondome dienen nicht nur der Verhütung von Schwangerschaften, sie schützen auch vor sexuell übertragbaren Krankheiten!

Intrauterinpessar (IUP, Spirale)
Pearl-Index 0,5–2,7.
Die Bezeichnung Spirale leitet sich von der Form früherer Intrauterinpessare ab. Heute sind sie meist T-förmig oder, wie das Multiload, „zackenkranzförmig" (**Abb. 1.60**). Der absteigende Balken ist entweder mit einer feinen Kupferdraht-Windung umgeben oder mit einem gestagenhaltigen Hormonzylinder besetzt. Beides verstärkt die Wirksamkeit.

Spiralen besitzen heute eine große Akzeptanz, weil sie keine hormonelle Belastung wie die Pille verursachen und bis zu 5 Jahre im Uterus verbleiben können. Nebenwirkungen sind relativ selten, allenfalls kommt es nach dem Einsetzen gelegentlich zu Schmierblutungen. Die Kontrolle der Position erfolgt mit Ultraschall.

Hormonelle Methoden

Ovulationshemmer (Pille)
Ein-, Zwei- oder Dreiphasenpille, Pearl-Index 0,2–1.
Die Pille ist seit ca. 1960 als gebräuchlichstes Kontrazeptivum bekannt. Sie enthält in verschiedener Kombination und Dosierung Östrogene und Gestagene und verhindert somit die Ovulation. Zusätzlich wird durch den Gestagenanteil der Zervixschleim so verändert, dass die Spermien nicht penetrieren können. Wichtig ist die korrekte Einnahme. Die sog. Minipille besteht nur aus Gestagen und verändert den Zervixschleim (Pearl-Index: 0,8–1,5).

Depot-Gestagen
Pearl-Index wie Pille.
Die Wirksamkeit besteht in der Veränderung des Zervixschleims. Es gibt die Dreimonatsspritze und subkutane Implantate (Gestagenhaltiges Implantat an der Innenseite des Oberarmes) mit einer Depotwirkung für 3 Jahre.

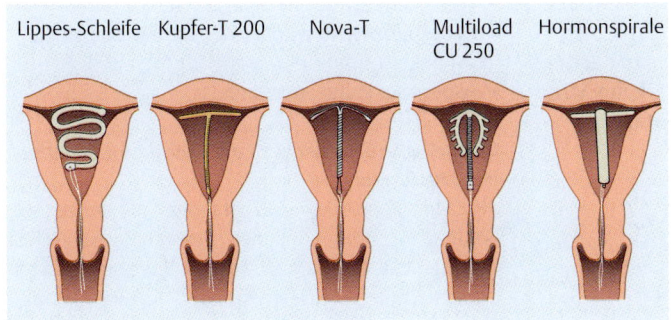

| Lippes-Schleife | Kupfer-T 200 | Nova-T | Multiload CU 250 | Hormonspirale |

Abb. 1.60 Intrauterinpessare.

„Pille danach"

Die „Pille danach" enthält Östrogen und Gestagen. Sie verhindert die Nidation einer evtl. schon befruchteten Eizelle. Möglichst frühzeitig nach der Kohabitation müssen je zwei Tabletten im Abstand von 12 Std. eingenommen werden. (Nur für Notfälle vorbehalten).

Operative Methode

Laparaskopischer Verschluss der Tuben, Pearl-Index 0,1.
Die Sterilisation durch Verschluss der Tuben ist eine sehr sichere Methode, die allerdings *nicht rückgängig* gemacht werden kann.

1.8   Sterilität und Infertilität

Sterilität

= Unfruchtbarkeit.
Man spricht von einer sterilen Partnerschaft, wenn nach 2 Jahren regelmäßigen und ungeschützten Geschlechtsverkehrs noch keine Schwangerschaft eingetreten ist. Die optimale Koitus-Frequenz zum Eintritt einer Schwangerschaft liegt bei ca. zweimal wöchentlich, wobei man davon ausgeht, dass die Eizelle eine Befruchtungsmöglichkeit von 24 Stunden besitzt. Die Spermien besitzen eine Befruchtungsfähigkeit von bis zu 48 Stunden. Das Befruchtungsoptimum liegt um den Ovulationstermin, erkennbar durch den Anstieg der Basaltemperatur (s. Kap. 1.6).

Statistisch liegen die Ursachen für eine Sterilität zu 50 % bei der Frau, zu 40 % beim Partner. Der Rest bleibt ungeklärt (Sexualkonflikte?).

Bei der Frau unterscheidet man zwei Formen der Sterilität:
- Primäre Sterilität: die Frau ist noch nie schwanger gewesen.
- Sekundäre Sterilität: die Frau ist schwanger gewesen, danach trotz regelmäßiger Kohabitation nicht mehr.

Beim Mann unterscheidet man:
- Impotentia generandi: Zeugungsunfähigkeit.
- Impotentia coiundi: Unvermögen zum Koitus (erektile Dysfunktion).

Infertilität

Infertilität bedeutet, dass eine Frau nicht in der Lage ist, eine Schwangerschaft auszutragen. Beim Mann ist der Begriff gleichzusetzen mit Sterilität.

Mögliche Sterilitätsursachen bei der Frau

Ovarielle Insuffizienz
- Anovulatorische Zyklen,
- Corpus-luteum-Insuffizienz.

Mechanisch bedingt
- Tubenverschluss nach Salpingitis oder bei Endometriose.

Uterine Ursachen
- Uterusmissbildungen.

Zervikale Ursachen
- Zervixfaktor (Unverträglichkeit zwischen Zervixschleim und Spermien),
- Chronische Zervizitis,
- Zustand nach Zervixoperationen (Konisation).

Vaginale Ursachen
- Scheidenmissbildungen,
- Vaginismus (neurogene Ursachen).

Extragenitale Ursachen
- Schilddrüsendysfunktionen,
- Intoxikationen (Nikotinabusus, Alkoholabusus).

Mögliche Sterilitätsursachen beim Mann

Zu geringe Spermienzahl
Häufig bei Zustand nach Orchitis (Entzündung der Hoden, oft Folge einer Mumps-Erkrankung).
- Normozoospermie: 40–250 Mill./ml Ejakulat,
- Oligozoospermie: weniger als 50 Mill./ml,
- Azoospermie: es werden nur unreife Spermien produziert,
- Aspermie: keine Spermien.

Mangelhafte Beweglichkeit der Spermien und pathologische Formen
40 % der Spermien sind anfangs gut beweglich. Nach 2 Stunden soll der Beweglichkeitsverlust 20 % nicht überschreiten. Es gibt Spermienmissbildungen (Kopf-, Mittelstück- und Schwanzanomalien).

Urologische Ursachen

- Hypospadie (angeborene Missbildung der Harnröhre),
- Varikozele (Blutstau im Hodenbereich),
- unvollständiger Deszensus der Hoden.

Hormonelle Ursachen

- Androgenmangel,
- FSH-Mangel.

Zustand nach Verletzungen der Genitalorgane

Diagnostik
Jede Sterilitätsdiagnostik muss den Partner mit einbeziehen, wenn nicht primär auffällige Störungen bei der Frau vorliegen.

Diagnostik bei der Frau
- Abklärung uteriner, zervikaler oder vaginaler Ursachen,
- Ovulationsnachweis durch Basaltemperaturkurve,
- Hormonelle Diagnostik,
- Abklärung der Tubendurchgängigkeit (Tubenfaktor) durch Laparoskopie,
- Abklärung extragenitaler Ursachen (Schilddrüse, Nebennierenrinde),
- Abklärung des Zervixfaktors.

Diagnostik beim Mann
- Anatomische und urologische Hindernisse ausschließen,
- Spermiogramm (nach 5 Tagen Kohabitationsarenz Untersuchung des durch Masturbation gewonnenen Ejakulats; Beurteilung der Anzahl, Form und Motilität der Spermien; Ejakulatmenge 2–6 ml, pH-Wert 7,0–8,0),
- Hormonelle Diagnostik (Androgene, FSH).

Therapie
Die Verfahren zur Sterilitätsbehandlung sind sehr spezielle Eingriffe, die nur an dafür eingerichteten Instituten durchgeführt werden können. Sterilitätsbehandlungen erfordern ein großes Maß an Geduld und Aufopferungsbereitschaft von beiden Partnern. Die Ergebnisse sind beachtlich, aber oft auch erfolglos. Manchmal stellt sich ein Erfolg erst nach mehreren Versuchen ein. Von den Krankenkassen werden die hohen Kosten nur teilweise übernommen. Eine Kostenzusage sollte vorher unbedingt eingeholt werden.

Am Anfang steht eine ausführliche Beratung beider Partner über eine Optimierung der Konzeption. Liegt beim Mann eine Störung der Fertilität vor, erfolgt wenn möglich zunächst die Sanierung des Partners. Daran schließt sich, wenn dies erforderlich und möglich ist, die Sanierung der Frau an. Nach Beseitigung aller erkennbaren Hindernisse gibt es verschiedene Möglichkeiten der Sterilitätsbehandlung.

Insemination
Die Spermien werden zum Zeitpunkt der Ovulation in den Zervikalkanal oder des Uterus cavum eingebracht.
- Homolog: mit den Spermien des eigenen Partners.
- Heterolog: mit Fremdspermien (Samenbank).

In-vitro-Fertilisation (IVF)
Bei der IVF werden Ei- und Samenzelle außerhalb des Körpers zusammengebracht (extrakorporale Befruchtung). Nach erfolgreicher Befruchtung werden der Frau bis zu drei Embryonen im 4–8-Zellstadium in den Uterus eingebracht.

Intrazytoplasmatische Spermieninjektion (ICSI)
Bei der ICSI wird eine Samenzelle direkt in die Eizelle injiziert.

> Sollten alle Bemühungen der Sterilitätsbehandlung erfolglos bleiben, gibt es bei dringendem Kinderwunsch noch die Möglichkeit der Adoption eines Kindes. Auskünfte darüber erteilen die Jugendämter.

Glossar

In dieser Zusammenstellung der Begriffe sind nur solche aufgeführt, die für ein gynäkologisches Grundwissen erforderlich sind und die im gynäkologischen Teil des Buches benutzt werden.

Adenomatöse Hyperplasie. gesteigerte Drüsenbildung im Endometrium (präkanzerös)

Adhäsionen. Verwachsungen

Adnexen. Gebärmutteranhänge (Tuben und Ovarien)

Amenorrhö. Ausbleiben der Menstruation

anovulatorischer Zyklus. Menstruationszyklus ohne Eisprung

Aplasie. ausgebliebene Organentwicklung

Aszites. Flüssigkeitsansammlung im Abdomen

Bakteriostatisch. Verhinderung der Keimvermehrung

Bakterizid. keimtötend

Bartholin-Drüsen. Schleimdrüsen unter dem unteren Drittel der großen Labien

Basaltemperatur. morgendliche Aufwachtemperatur

Basaltemperaturkurve. Aufzeichnung der Basaltemperatur (zur Erkennung des Eisprungs)

Blutung im Senium. Blutung nach dem 65. Lebensjahr

Borderline Tumor. Fakultativ bösartiger Tumor

Carcinoma in situ. Oberflächenkarzinom

Cavum uteri. Gebärmutterhöhle

Cervix uteri. Gebärmutterhals

Chlamydien. kokkoide, bakterienähnliche Mikroben, Zellparasiten

Corpus luteum. Gelbkörper im Ovar

Corpus uteri. Gebärmutterkörper

Craurosis. chronische Haut- oder Weichteilschrumpfung, Atrophie der Haut oder Weichteile

Deszensus. Senkung

Dilatation. Aufdehnung

Diploid. normaler Chromosomensatz (46 Chromosomen pro Zelle)

Dissektion. Ausräumung (operativ)

Douglas-Raum. tiefster Punkt der Leibeshöhle

Dysmenorrhö. schmerzhafte Regelblutung

Ektop. außerhalb gelegen

Endometriose. Verlagerte Uterusschleimhaut

Endometrium. Gebärmutterschleimhaut

Eumenorrhö. normales Blutungsintervall (28-tägig, plus/minus 4 Tage)

Feminisierung. Verweiblichung

Fimbrientrichter. trichterförmige, distale Öffnung der Tube, dient dem Eiauffang

Fistel. pathologischer Verbindungsgang

Fluor vaginalis. Sekretion aus der Scheide

Follikel. Eibläschen

Fötide. übel riechend

Galaktografie. röntgenologische Darstellung der Milchgänge

Gardnerella vaginalis. Scheidenbakterien, verursachen Fluor mit fischähnlichem Geruch

Gartner-Gänge. Reste der Urnierengänge

Gestagene. Hormone mit Progesteronwirkung

Gestation. Schwangerschaft

Gestationsalter. Tragzeit

GnRH. Gonadotropin-Releasing-Hormon

Gonadotropine. auf die Gonaden wirkende Hormone des Hypophysenvorderlappens

Gonokokken. Erreger der Gonorrhö

Gonorrhö. Tripper-Krankheit

Granulosazellen. Zellen des Follikelepithels des Graaf-Follikels

Gynäkomastie. übermäßige Brustentwicklung beim Mann

Habitus. Erscheinungsbild

Hämatogen. Ausbreitung auf dem Blutweg (Tumorzellen, Bakterien)

Hämatokolpos. Blutstau in der Scheide

Hämatometra. Blutstau im Uterus

Haploid. einfacher Chromosomensatz (23 Chromosomen je Zelle)

Harninkontinenz. unwillkürlicher Urinabgang

Hirsutismus. übermäßiger Bartwuchs bei der Frau

HPV. Humanes Papilloma-Virus

Hymen. Jungfernhäutchen

Hyperkeratose. starke Verhornung der Haut

Hypermenorrhö. zu starke Regelblutung

Hypomenorrhö. sehr schwache Regelblutung

Hypospadie. proximale Verlagerung der Harnröhrenöffnung am Penis

Introitus vaginae. Scheideneingang

Isthmus uteri. innerer Muttermund

Kaltenbachschema. dient der grafischen Aufzeichnung der Menstruationsblutungen

Keilexision. keilförmige Gewebsentnahme

Keimblätter. embryonale Zellschichten (Entoderm, Mesoderm, Ektoderm)

Keimleisten. embryonale Strukturen, aus denen sich die Keimdrüsen entwickeln

Klimakterische Blutung. Blutung in den Wechseljahren

Klitoris. Kitzler

Kohabitation. Beischlaf

Kontaktblutung. Blutung nach Scheiden- oder Portiokontakt (z. B. nach Verkehr)

Krypten. Schleimhauteinbuchtungen

Labia majores. Große Schamlippen

Labia minores. Kleine Schamlippen

Labien. Schamlippen

Lues. Syphilis, harter Schanker

Lymphogen. Ausbreitung auf dem Lymphweg (Tumorzellen, Bakterien)

Marsupialisation. Ausbeutung, knopflochähnliche Einnähung der Zystenränder nach Inzision in die Oberfläche (z. B. Bartholinische Zyste)

Menarche. erste Regelblutung im Adoleszentenalter

Menopause. letzte Regelblutung im Klimakterium

Menorrhagie. verlängerte Regelblutung

Menses. siehe Menstruation

Menstruation. Regelblutung

Metastasierung. Absiedelung bösartiger Tumorzellen

Metrorrhagie. länger als 7 Tage anhaltende Blutung

Mons pubis. Schamhügel

MRT. Magnet-Resonanz-Tomografie

Mukös. schleimig

Müller-Gänge. Embryonale Geschlechtsgänge, aus denen sich die Genitalorgane entwickeln

Nekrose. abgestorbenes Gewebe

Nidation. Einnistung der Eizelle ins Endometrium

Oligomenorrhö. zu seltene Regelblutung (verlängerter Zyklus)

Oozyten. Eizellen, primäre Follikel

Ostium urethrae externum. äußere Harnröhrenöffnung

Ostium vaginae. Scheideneingang

Östradiol. natürliches Östrogen

Ovarien. Eierstöcke

Ovulation. Eisprung

Ovulogene Tumoren. aus der Eizelle hervorgehende Tumoren

Papeln. Bläschen

Paralysis agitans. Schüttellähmung

Parametrium. durch Peritonealduplikatur gebildeter Bindegewebsraum, der die Zervix seitlich umgibt, darin verlaufen Ureter, Lymph- und Blutgefäße sowie das Lig. cardinale

Pars ampullaris. weiter, distaler Anteil der Tube

Pars intramuralis. Anteil des Eileiters, der durch die Gebärmutterwandung verläuft

Pars isthmica. enger, proximaler Anteil der Tube

Parthenogenese. Jungfernzeugung

Perineum. Dammgebiet

Peritonitis. Bauchfellentzündung

Plateautest. plateauartige Einziehung beim Zusammenschieben der Haut über einem bösartigen Tumor

Polymenorrhö. zu häufige Regelblutung (verkürzter Zyklus)

Portio vaginalis. Anteil des Uterus, der in die Scheide hineinragt

Prädisposition. Veranlagung, Empfänglichkeit für eine Krankheit

Präkanzerös. Vorstufe zum Karzinom

Prämenopause. Zeitraum vor Beginn der Menopause

Proliferationsphase. Follikelphase des Menstruationszyklus, Aufbau des Endometriums

Pruritus. Juckreiz

Psoriasis. Schuppenflechte

Pubes. Schamhaare

Pusteln. Eiterbläschen

Pyometra. Eiteransammlung im Cavum uteri

Releasinghormone. Steuerungshormone zwischen Hypothalamus und Hypophyse

Retentionszyste. Zyste mit Sekretverhaltung

Rudiment. Überbleibsel, verkümmertes Organ

Schanker. Hautgeschwür bei Geschlechtskrankheiten (s. Lues)

Sekretionsphase. Corpus-Luteum-Phase des Menstruationszyklus

Serös. gewebsflüssig

Spermiogenese. Bildung der Samenzellen im Hoden

Spirochäten. Erreger der Syphilis

Spotting. Schmierblutung

Syphilis. Geschlechtskrankheit, hervorgerufen durch Treponema pallidum

Tabes dorsalis. syphilitischer Befall des Rückenmarks

Thekazellen. ovarielle, den Graafschen Follikel umgebende Zellen

Thelarche. Zeitraum der allmählichen Entwicklung der Brüste

Transformation. Umwandlung des Endometriums von der Proliferationsphase in die Sekretionsphase

Trichomonaden. Flagellaten (Geiseltierchen), Protozoen (Einzeller)

Trophoblast. äußere Zellschicht der Blastozyste, aus ihr entwickelt sich im weiteren Verlauf einer Schwangerschaft die Plazenta

Tuben. Eileiter

Ulkus molle. weicher Schanker

Uterus. Gebärmutter

Vagina. Scheide

Varikozele. Blutstau im Hodenbereich

Venerologie. Lehre von den Geschlechtskrankheiten

Virilisierung. Vermännlichung

Zervikalkanal. Gebärmutterhalskanal

Übungsfragen zur Gynäkologie

*Wiederholen und vertiefen Sie die Inhalte und berei-
ten Sie sich auf das Examen vor. (Die Seitenzahlen in
Klammern nennen Ihnen die Fundstellen für die Antworten.)*

Beschreiben Sie die Topografie der äußeren Genitalorgane. (Seite 4)

Beschreiben Sie die Topografie der inneren Genitalorgane. (Seite 5–14)

Nennen Sie die geschlechtsspezifischen Entwicklungsphasen der Frau. (Seite 16; 19)

Beschreiben Sie die hormonellen Abläufe im Menstruationszyklus einschließlich der zyklischen Veränderungen am Endometrium. (Seite 16; 17)

Beschreiben Sie die histologische Struktur und die
Funktion des Ovars. (Seite13)

Zählen Sie die wichtigsten gynäkologischen Eingriffe und Untersuchungsmethoden auf. (Seite 14; 15)

Erklären Sie das genitale Blutungsverhalten (Blu-
tungsmuster) und nennen Sie mögliche Ursachen.
(Seite 18; 19)

Welches sind die wichtigsten und häufigsten gutartigen Erkrankungen der äußeren Genitalorgane?
(Seite 19–22)

Welches sind die wichtigsten und häufigsten gutartigen Erkrankungen der inneren Genitalorgane?
(Seite 22–37)

Was versteht man unter Uterus myomatosus, Endometriose und aszendierenden Genitalinfektionen?
(Seite 27; 36; 33; 34)

Welche klinischen Symptome machen Senkungszustände der Genitalorgane? (Seite 30)

Nennen Sie gutartige Veränderungen der weiblichen Brust. (Seite 37)

Nennen Sie bösartige Veränderungen der weiblichen Brust. (Seite 45)

Beschreiben Sie klinische Untersuchungsmerk-
male und Möglichkeiten der Therapie bei gut- und
bösartigen Veränderungen der weiblichen Brust.
(Seite 38; 45–48)

Beschreiben Sie bösartige Erkrankungen der inneren Genitalorgane, insbesondere der Cervix uteri,
des Corpus uteri und des Ovars. (Seite 40–45)

Welche Maßnahmen dienen der Krebsfrüherkennung? (Seite 49)

Nennen Sie antikonzeptive Maßnahmen. (Seite 52–54)

Nennen Sie Ursachen und Behandlungsmöglichkei-
ten der Sterilität. (Seite 54–55)

2 Geburtshilfe

2　Geburtshilfe

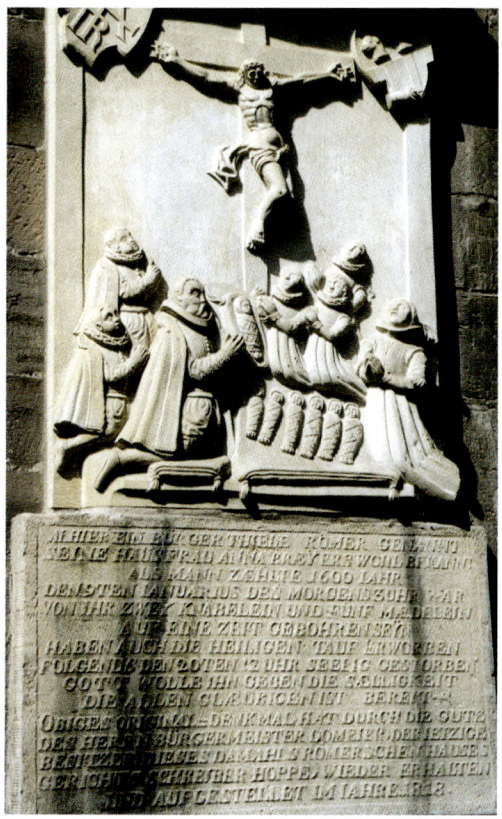

Abb. 2.1 Steinrelief an der Marktkirche St. Nicolai in Hameln, auf eine Geburt von Siebenlingen am 19. Januar 1600 hinweisend.

Dieser zweite Teil des Lehrbuchs
- beschreibt den Verlauf einer Schwangerschaft, die Geburt und die Nachgeburtsperiode sowie das Wochenbett
- Sie erfahren alles über Mehrlingsschwangerschaften,
- lernen die Probleme der extrauterinen Schwangerschaften und der Fehlgeburten kennen.

2.1   Schwangerschaft

2.1.1   Beginn der Schwangerschaft

Mit der Verschmelzung von Spermienkopf und Ei-kern beginnt die Schwangerschaft (SS). Damit ist ein neues Lebewesen angelegt.

Befruchtung

Die Befruchtung der Eizelle erfolgt im ampullären Teil der Tube. Die Spermien gelangen durch aktive Fortbewegung in die Tube und treffen hier – in zeit-licher Abhängigkeit von der Ovulation – auf die vom Fimbrientrichter aufgenommene Eizelle.

Das Eindringen der Samenzelle in die Eizelle wird als *Imprägnation* bezeichnet. Dabei dringt der Sper-mienkopf in die Eizelle ein. Er enthält die Erbsub-stanz. Der Schwanz, der nur der Fortbewegung dient, wird abgestoßen.

Ein Spermium legt in einer Sekunde etwa 50–60 µm zurück, das entspricht etwa seiner eigenen Kör-perlänge. Das Spermium schwimmt also, gemessen an seiner eigenen Körperlänge, ebenso schnell, wie der Mensch im Weltrekord (Martius, 1959). Nur legt es dabei vergleichsweise viel größere Strecken zu-rück.

Die frühen Entwicklungsstadien der befruchteten Eizelle

Zygote
Die befruchtete Eizelle wird als *Zygote* bezeichnet. Die Wanderung der Zygote vom ampullären Tuben-anteil bis in die Gebärmutterhöhle dauert etwa 5–6 (!) Tage. In dieser Zeit finden bereits die ersten Teilungsvorgänge statt. Der Transport der befruch-teten Eizelle erfolgt durch die Peristaltik des Eilei-ters. Die Eizelle selbst besitzt keine aktive Bewe-gungsfähigkeit.

Implantation
Ist die Zygote im Uteruskavum angelangt, erfolgt die *Implantation* oder *Nidation* in das in der Sekretions-phase befindliche Endometrium. Dieser Vorgang er-folgt durch proteolytisch-fermentative Fähigkeit des sich bereits als äußere Zellschicht entwickeln-den Trophoblasten. Die Keimentwicklung befindet sich zum Zeitpunkt der Implantation im Stadium der sog. Blastozyste.

Teilungsstadien
Noch während der Tubenpassage entwickelt sich durch fortschreitende Zellteilung die *Morula* (Maul-beerstadium). Die Zellen der Morula verdichten sich durch weitere Vermehrung und es bildet sich eine äußere Lage von ausdifferenzierten Trophoblastzel-len, welche die inneren Zellen wie eine Hülle umge-ben.

Aus der Morula wird durch Verflüssigung der in-neren Zellen die sog. *Blastozyste* oder Blastula mit einer exzentrisch gelagerten Zellmasse an der In-nenwand (**Abb. 2.2a–c**). In diesem Stadium erfolgt in der Regel die Nidation in das Endometrium (Alter ca. 6 Tage). Das Endometrium wird nach der Nidation der Blastozyste als *Dezidua* bezeichnet.

Durch weitere Teilungsvorgänge differenzieren sich sehr bald die drei Keimblätter *Ektoderm*, *Meso-derm* und *Entoderm*, aus denen dann im weiteren Entwicklungsverlauf die Organanlagen und Gewe-bestrukturen hervorgehen.

- Aus dem *Ektoderm* (äußeres Keimblatt) entsteht u. a.:
  – das Epithel der Haut und der Hautanhangsor-gane,
  – das Nervensystem.
- Aus dem *Mesoderm* (mittleres Keimblatt) entste-hen u. a.:
  – Stütz- und Füllgewebe,
  – Knorpel- und Knochengewebe,
  – Herz und Blutgefäße,
  – Lymphgefäße, Milz,
  – quergestreifte und glatte Muskulatur.
- Aus dem *Entoderm* (inneres Keimblatt) entsteht u. a.:
  – das Epithel des Magen-Darmtraktes,
  – das Parenchym der Leber, des Pankreas und der Schilddrüse,
  – das Epithel des Respirationstraktes und der Hörorgane,
  – das Epithel des Harntraktes.

In histogenetischer Hinsicht besitzen die Keimblät-ter kteine strenge Spezifität. Wie gewisse Regenera-tionsvorgänge zeigen, kann eine Neubildung von Organen unter bestimmten Umständen auch von ei-nem anderen Keimblattabkömmling erfolgen, als es der normalen Entwicklung entspricht. Von einer Be-stimmung der Keimblätter kann nur in soweit ge-sprochen werden, als im Allgemeinen bestimmte

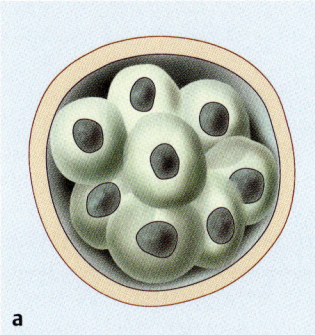 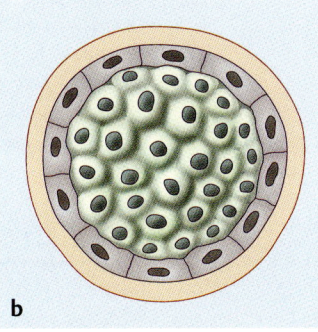 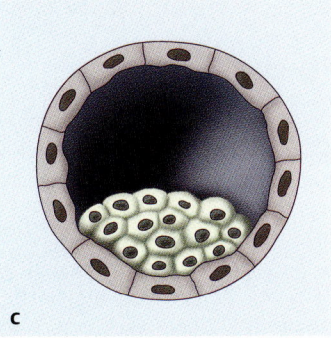

a
b
c

Abb. 2.2a–c Teilungsstadien der befruchteten Eizelle. **a** Ei von 8 Zellen. Erst mit etwa 16 Zellen wird das Ei Morula (Maulbeere) genannt und erreicht die Uterushöhle. **b** Nach weiteren Zellteilungen haben sich die Zellen der Morula dichter aneinandergelegt. Eine äußere Lage von Trophoblastzellen hat sich differenziert und umgibt die Masse der inneren Zellen. **c** Aus der Morula hat sich eine Blastozyste entwickelt. In der mit Flüssigkeit gefüllten Trophoblastkugel nimmt die innere Zellmasse eine exzentrische Lage ein.

Organe stets aus einem bestimmten Keimblatt hervorgehen.

> *Das Mesoderm nimmt durch seine Bindegewebsbildung am Aufbau sämtlicher Organe teil und ist deshalb besonders wichtig.*

2.1.2 Dauer der Schwangerschaft

Die normale Schwangerschaft dauert 280 Tage vom ersten Tag der letzten Periode an gerechnet. Dies entspricht:

- 40 Wochen post menstruationem = 40 Schwangerschaftswochen (SSW),
- 10 Monate (Mondmonate),
- 266 Tage post konzeptionem.

2.1.3 Schwangerschaftsbedingte Veränderungen des mütterlichen Organismus

Der Eintritt einer Schwangerschaft führt zu gravierenden Veränderungen im Organismus der Mutter. Diese erstrecken sich auf alle Organsysteme und sind in erster Linie durch die hormonelle Umstellung bedingt. Die auffälligsten Veränderungen sind:

- *Auflockerung des Gewebes mit Wasseranreicherung.* Dies bedeutet Gewichtszunahme, Ischiasbeschwerden, Beschwerden im Iliosakralgelenk, Symphysenschmerz, Neigung zur Obstipation, Sodbrennen, Schwangerschaftsübelkeit, Schwangerschaftserbrechen (*Emesis* und *Hyperemesis*

gravidarum), Neigung zur Varicosis (auch im Genitalbereich).
- *Auflockerung des Bindegewebes.* Dies führt zur Bildung der *Striae gravidarum.* Striae gravidarum entstehen durch das Auseinanderweichen der elastischen Bindegewebsfasern. Diese Veränderungen bilden sich nach Beendigung der Schwangerschaft nicht wieder zurück, sie blassen lediglich etwas ab.
- *Stärkere Pigmentierung.* Dies führt im Gesicht zum Chloasma uterinum und an den Bauchdecken zu einer starken Braunfärbung der Mittellinie (Linea fusca). Auch die Mamillen färben sich stärker an. Diese stärkeren Pigmentierungen gehen nach Beendigung der Schwangerschaft wieder zurück. Im Genitalbereich ist eine stärkere livide Verfärbung der Schleimhäute zu erkennen Häufig zeigt sich eine massive Varicosis in der Vulvaregion.
- *Psyche.* Nervlich kommt es oft zu einer psychischen Labilität, die sich bis zur Schwangerschaftspsychose steigern kann. Auch die körperlichen Veränderungen können zu einem mehr oder weniger starken Leidensdruck führen, der wesentlich von der Akzeptanz der Schwangerschaft abhängt.

> *Physiotherapie kann Symptome, die sich aus den schwangerschaftsbedingten Veränderungen des mütterlichen Organismus ergeben, durch Entlastung und Stabilisierung lindern. Dazu gehören z. B. die Beschwerden, die mit der Auflockerung des Gewebes verbunden sind, wie Ischiasbeschwerden, Beschwerden im Iliosakralgelenk, Symphysenschmerz.*

2.1.4 Versorgung der Frucht

Plazenta

Die Plazenta (Mutterkuchen) dient der *Versorgung der Frucht*. In ihr erfolgt der Austausch von Stoffwechselprodukten und Gasen zwischen dem fetalen und mütterlichem Blut. Sie wiegt ca. 500 g und ist zwischen 2,5 und 4 cm dick.

Die *endokrine Funktion* besteht in der Bildung von Östrogen, Progesteron, humanem Choriongonadotropin (hCG, dient auch dem serologischen Nachweis der Schwangerschaft) und dem humanen Plazentalaktogen (hPL).

Morphologie
Morphologisch kann man in der Plazenta einen fetalen und einen mütterlichen Anteil unterscheiden.

Zur fetalen Seite hin wird der Mutterkuchen von der Chorionplatte, zur mütterlichen Seite hin von der Basalplatte abgegrenzt. Dazwischen befindet sich der intervillöse Raum mit den Zottenstämmen.

- fetaler Teil = Chorionplatte mit Amnionüberzug und Abgang der Nabelschnurgefäße (**Abb. 2.3** und **Abb. 2.4**).
- mütterlicher Teil = Basalplatte mit Bildung der Plazentasepten (**Abb. 2.4**).

Die Chorionplatte besteht aus einer chorialen Trophoblastenschicht und Stromazellen. Die Basalplatte wird aus einer basalen Trophoblastenschicht

und der Dezidua basalis gebildet. Sie haftet an der Uterusinnenwand und entwickelt die Plazentasepten.

Plazentasepten teilen die Plazenta in Versorgungsareale auf, die makroskopisch auf der mütterlichen Seite als sog. *Kotyledonen* erkennbar sind. Auf fetaler Seite entsprechen diese Areale je einem Zottenstamm. Zwischen den Plazentarsepten befindet sich der intervillöse Raum, der vom mütterlichen Blut durchströmt wird. In den intervillösen Raum tauchen die fetalen Chorionzotten ein, über die der Stoffaustausch zwischen dem mütterlichen und fetalen Organismus stattfindet (**Abb. 2.4**).

> Zwischen mütterlichem und kindlichem Blut findet kein unmittelbarer Kontakt statt. Dennoch können einige Substanzen (Medikamente, Alkohol, Nikotin u. a. m.) sowie gewisse Krankheitserreger (Viren, bestimmte Bakterien) die sog. Plazentaschranke durchbrechen und den Feten schädigen.

Funktion
- Ernährung des Feten,
- Austausch von Stoffwechselprodukten und Gasen zwischen fetalem und mütterlichem Blut,
- Hormonelle Funktion (s. o.).

Formanomalien
Die Plazenta hat eine kreisrunde Form. Bei Störungen der Entwicklung kann es zu Formanomalien kommen, die meistens ohne Symptome sind

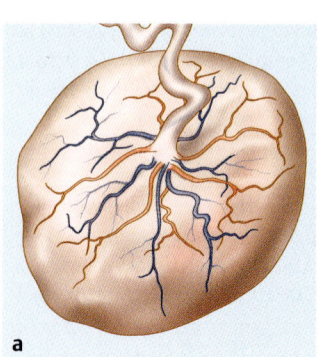
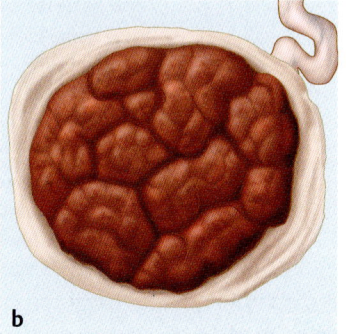

a

b

Abb. 2.3a Plazenta, kindliche Seite.
b Plazenta, mütterliche Seite.

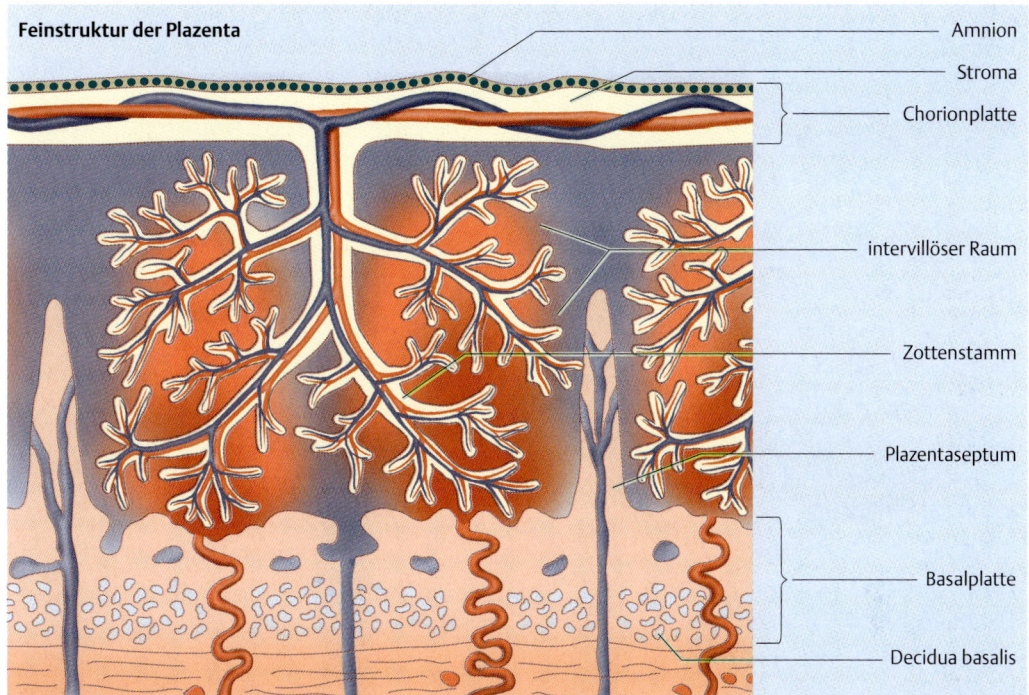

Feinstruktur der Plazenta

Amnion

Stroma

Chorionplatte

intervillöser Raum

Zottenstamm

Plazentaseptum

Basalplatte

Decidua basalis

Abb. 2.4 Feinstruktur der Plazenta.

(**Abb. 2.5a–d**). Bei bestimmten Formvarianten kann es aber unter der Geburt zu Komplikationen kommen (s. Kap. 2.2.4, S. 84).

Eihäute

Die Eihäute bestehen aus einer inneren Schicht, dem Amnion (Schafshaut) und einer äußeren Schicht, dem Chorion (Zottenhaut). Zusammen bilden sie einen doppelwandigen, mit Fruchtwasser gefüllten Raum (Fruchthöhle), in dem sich der Fetus befindet und gegen mechanische Einflüsse weitgehend geschützt ist.

Fruchtwasser

Das klare Fruchtwasser (Liquor amnii) wird vom Amnion und Gefäßen auf der fetalen Plazentaseite gebildet und resorbiert. Es schützt die Frucht vor Erschütterungen und gewährleistet eine freie Beweglichkeit und das ungestörte Wachstum des Embryos und Fetus in der Fruchthöhle. Menge und Farbe des Fruchtwassers können durch Untersuchungen festgestellt werden und geben Hinweise auf den Verlauf der Schwangerschaft und Störungen des kindlichen Stoffwechsels (s. Kap. 2.1.5, S. 70).
- Fruchtwassermenge in der 40. SSW: ca. 750 ml,
- Hydramnion: Fruchtwassermenge über 2000 ml,
- Oligoamnion: Fruchtwassermenge unter 100 ml.

Nabelschnur

Die Nabelschnur ist ca. 50-60 cm lang. Sie verbindet die Plazenta mit der Frucht. Durch die Nabelschnur ziehen zwei Nabelschnurarterien (Aa. umbilicales) und eine Nabelschnurvene (V. umbilicalis).

Die Nabelschnurarterien führen sauerstoffarmes Blut, die Nabelschnurvene führt sauerstoffreiches Blut!

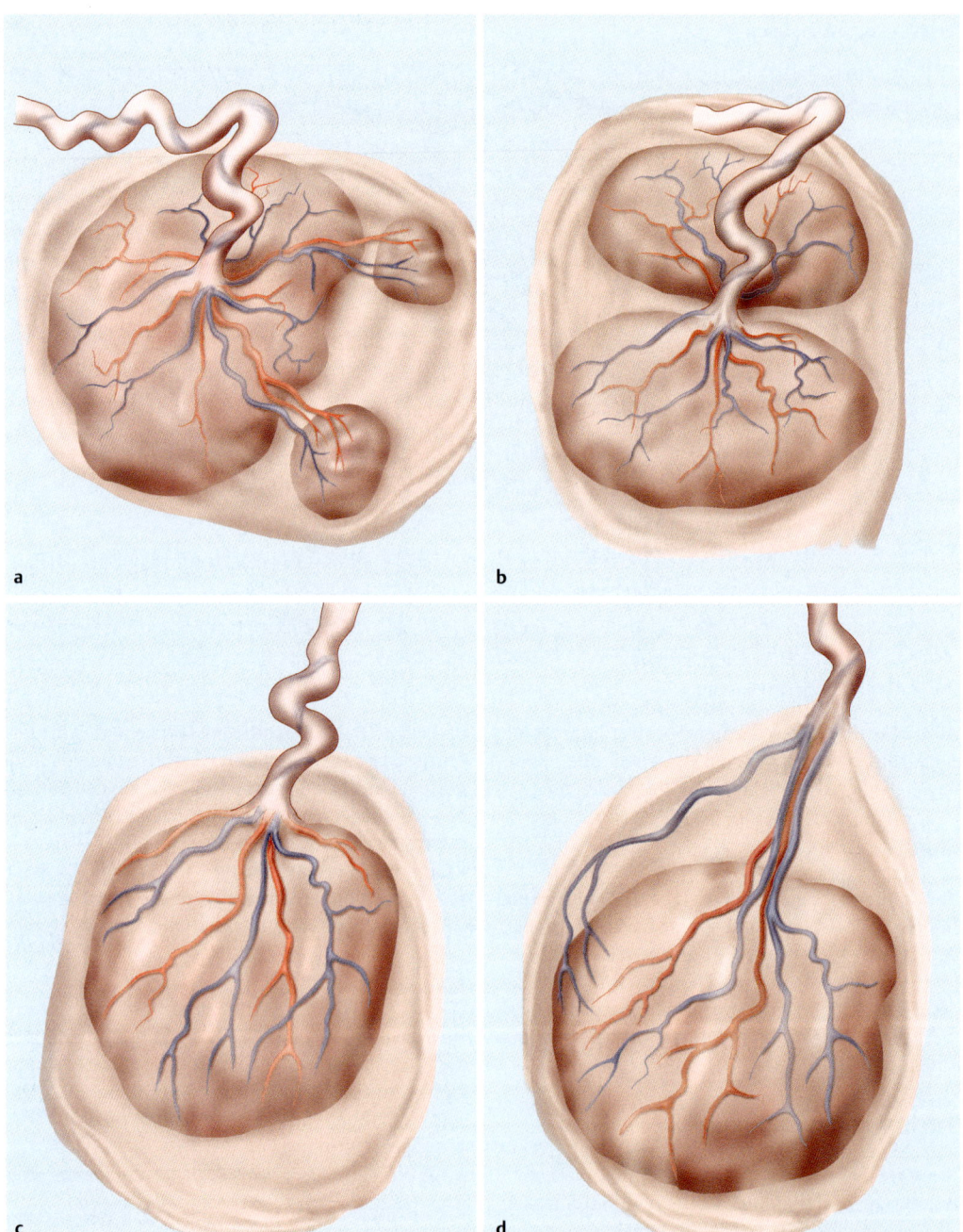

Abb. 2.5a–d Formanomalien der Plazenta. **a** Zwei Nebenplazenten. **b** Placenta bipartita. **c** Insertio marginalis der Nabelschnur. **d** Insertio velamentosa und Vasa aberrantia.

2.1.5 Schwangerenbetreuung

Die Schwangerenbetreuung ist die wichtigste Maßnahme zur Senkung der perinatalen Mortalität. Aufgrund der konsequenten Schwangerenbetreuung beträgt die perinataler Sterblichkeit in der Bundesrepublik um die 5–6‰ (5,3‰ in Rheinland-Pfalz nach Perinatalerhebung, 1996).

> *Perinatale Mortalität: Meldepflichtige tot geborene und in den ersten 7 Lebenstagen verstorbene Kinder, bezogen auf 1000 Geburten (Totgeburten und lebend Geborene).*

Untersuchungen in der Schwangerschaft

Die Untersuchung der Schwangeren findet alle 4 Wochen statt, ab der 32. SSW alle 14 Tage, bei Risikoschwangerschaften auch öfter. Im Einzelnen werden folgende Untersuchungen durchgeführt:

- Feststellung der Schwangerschaft, Schwangerschaftstest (HCG-Test = serologische Test),
- Errechnung des Geburtstermins nach der Naegele-Regel (1. Tag der letzten Periode + 7 Tage − 3 Monate + 1 Jahr),
- gynäkologische Untersuchung mit zytologischen Abstrichen von der Portio,
- Lackmusprobe des Scheidensekrets,
- RR, Körpergewicht, Labor (Urin, Hb), Ödeme,
- Ultraschalluntersuchungen in der 12., 22., und 32. SSW, bei Verdacht auf Fehlentwicklung auch öfter,
- Leopold-Handgriffe erst bei fortgeschrittener Schwangerschaft (s. u.),
- intensive Beratung (Ernährung, Lebensweise, körperliche Aktivitäten).

Serologische Untersuchungen
- Blutgruppe, Rh-Faktor, Antikörper (Anti-D-Prophylaxe bei Rh-negativen Müttern, s. Kap. 2.1.6, S. 75);
- Nachweis von HBs-Antigen aus dem Serum (Hepatitis Diagnostik);
- Röteln, Lues, bei Verdacht auch weitere serologische Untersuchungen (z.B. Toxoplasmose, Listeriose, Windpocken, Masern, Ringelröteln);
- Nachweis von Chlamydien-Antigen aus dem Zervixabstrich.

Untersuchungsmethoden

Zu Beginn einer Schwangerschaft erfolgt eine gründliche gynäkologische Untersuchung mit Entnahme eines zytologischen Portioabstriches zum Karzinomausschluss. Die Untersuchung beinhaltet auch die Bestimmung des ph-Wertes im Scheidensekret (Lackmusprobe). Die Lackmusprobe sollte während der Schwangerschaft und ganz besonders präpartal wiederholt werden.

Der pH-Wert im sauren Bereich liegen, da ein alkalisches Milieu eine Scheideninfektion begünstigen und somit einen vorzeitigen Blasensprung verursachen könnte.

> *Ein saures Scheidenmilieu ist ein wirksamer Schutz gegen Infektionen der Scheide und beugt somit einem vorzeitigen Blasensprung vor.*

Fundusstand und Leopold-Handgriffe
Die Leopold-Handgriffe dienen bei fortgeschrittener Schwangerschaft der Ermittlung des Fundusstandes des Uterus (**Abb. 2.6**), der Kindslage, des vorange-

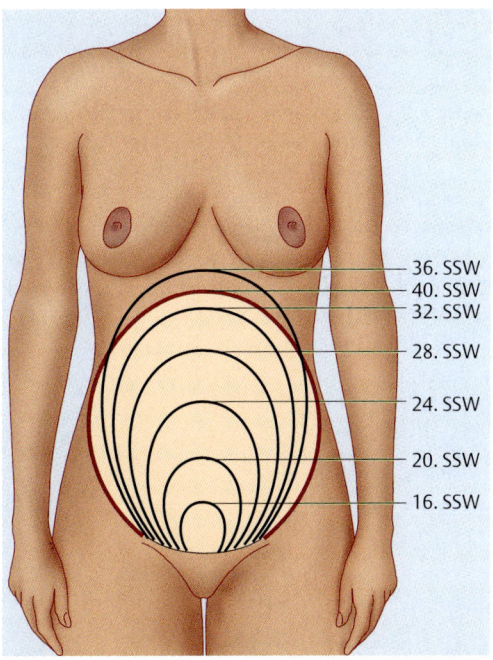

Abb. 2.6 Fundusstand des Uterus in Abhängigkeit von der Schwangerschaftswoche.

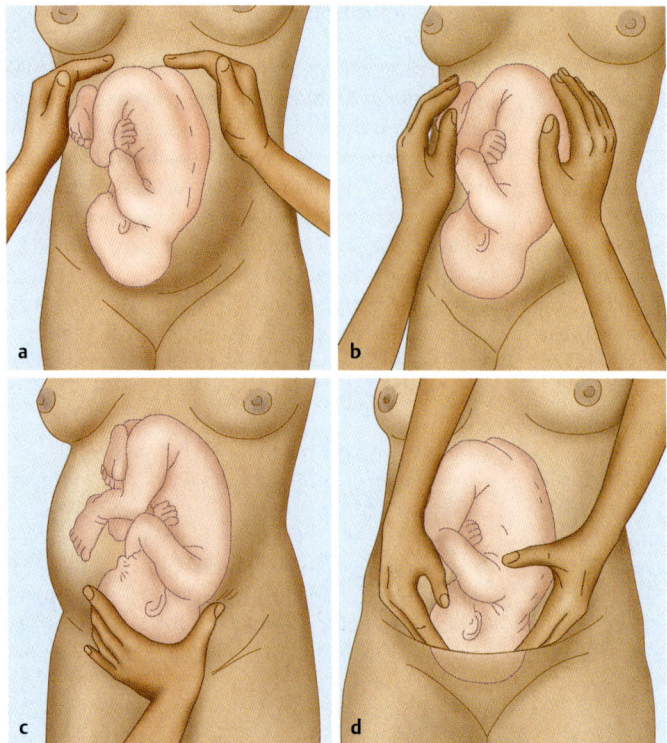

Abb. 2.7a–d Leopold-Handgriffe zur Ermittlung **a** des Fundusstandes, **b** der Lage des Rückens, **c** der vorangehenden Teile, **d** und der Beziehung zum Becken.

henden kindlichen Teiles sowie der Beziehung des vorangehenden Teils zum Becken (**Abb. 2.7a–d**).

Amnioskopie
Fruchtwasserspiegelung zur Beurteilung der Beschaffenheit und Farbe des Fruchtwassers (FW) bei Terminüberschreitungen oder präpartal bei Risikoschwangerschaften (**Abb. 2.8**):
- klar bis leicht milchig trüb: normaler Zustand,

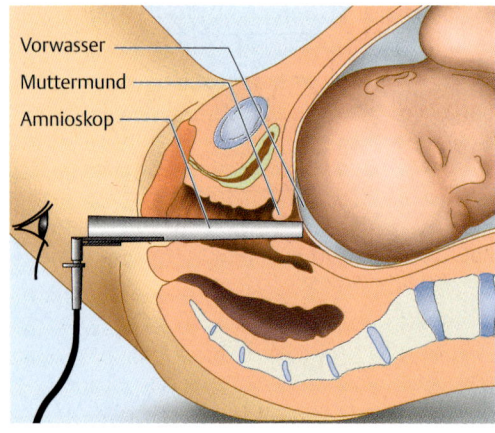

Vorwasser
Muttermund
Amnioskop

Abb. 2.8 Amnioskopie.

- grünlich bis dick grün, mekoniumhaltig: Kind leidet oder litt unter Sauerstoffnot, Hinweis auf intrauterine Asphyxie,
- „erbsbreiartig", bräunlich: Eindickung des grünen FW, Hinweis auf schwere Asphyxie,
- gelblich: Hinweis auf Rh-Inkompatibilität,
- rötlich: Hinweis auf intrauterinen Fruchttod.

Die grüne Verfärbung des Fruchtwassers kommt durch Mekoniumabgang (Kindspech) des Kindes bei Sauerstoffnot zustande. Die gelbe Verfärbung entsteht bei der Rhesusunverträglichkeit durch Bilirubinausscheidung über den Urin des Kindes in das Fruchtwasser (s. Kap. 2.1.6, S. 75), und die rötliche Farbe durch Blutaustritt bei Mazeration der Haut des Kindes infolge eines intrauterinen Fruchttodes.

Vernixflocken im FW sind abgelöste Anteile der Käseschmiere. Die Käseschmiere (Vernix caseosa) schützt die Haut des Kindes vor den Einwirkungen des Fruchtwassers. Mit der Dauer der Schwangerschaft nimmt sie ab und die Zahl der Vernixflocken verringert sich. Bei Übertragungen (s. Kap. 2.2.4, S. 85) sind sie amnioskopisch kaum noch nachweisbar. Die Haut des Kindes ist nicht mehr geschützt und beginnt zu mazerieren (abzuschilfern).

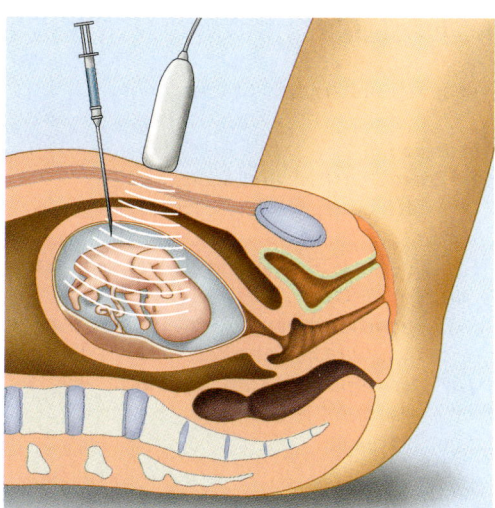

Abb. 2.9 Amniozentese.

Amniozentese
Fruchtwasserpunktion zur genetischen Untersuchung der im Fruchtwasser befindlichen kindlichen Zellen (**Abb. 2.9**). Dient der Pränataldiagnostik. Durchführung in der 14.-16. SSW.

Chorionzottenbiopsie
Gewinnung von Chorionzotten unter Ultraschallsicht in der 8.–10. SSW. Dient der Pränataldiagnostik, zeitlich früher möglich als die Amniozentese.

Fetoskopie
Spiegelung der Fruchthöhle zur Beurteilung des Feten. Sehr spezielle Methode, bedarf einer strengen Indikation!

Sonografie
Ultraschallverfahren zur Beurteilung der fetalen Entwicklung und zur Erkennung von Missbildungen.

> Nach der Haase-Regel lässt sich das intrauterine Größenwachstum abschätzen. Ab der 20. Schwangerschaftswoche wird jeder weitere Monat Tragzeit mit 5 multipliziert, z. B. 5. Monat mal 5 = 25 cm, 6. Monat mal 5 = 30 cm, etc.

Dopplersonografie
Farbkodiertes Ultraschallverfahren zur Messung des Blutdurchflusses der umbilikalen und fetalen Gefäße. Dient der Zustandsdiagnostik des Kindes (z. B. Mangelentwicklung).

Mikroblutgasuntersuchung (MBU)
Untersuchung der Blutgase zur Zustandsdiagnostik des Kindes unter der Geburt. Aus der Kopfschwarte des Kindes wird ein Tropfen Blut zur pH-Wert-Bestimmung entnommen. Normalwert 7,25. Unter 7,2 Entbindung anstreben, sonst Gefahr der Azidose.

Kardiotokographie (CTG)
Kardiotokografische Aufzeichnung der kindlichen Herzaktion sowie der mütterlichen Wehentätigkeit unter der Geburt oder zur pränatalen Kontrolle bei Risikofällen (**Abb. 2.10**). Das CTG ermöglicht eine kontinuierliche Aufzeichnung der Herzaktion im zeitlichen Zusammenhang mit der mütterlichen Wehentätigkeit. So können auch kurzfristige Veränderungen im Herztonmuster festgestellt werden. Ein Absinken der kindlichen Herzfrequenz oder ein eingeengter (silenter) Kurvenverlauf sprechen für eine nicht ausreichende Sauerstoffversorgung des Kindes. Ein wehensynchrones, aber sich schnell wieder erholendes Absinken ist dagegen bedeutungslos (Vagusreiz durch wehensynchrone interkranielle Druckerhöhung beim Kind).

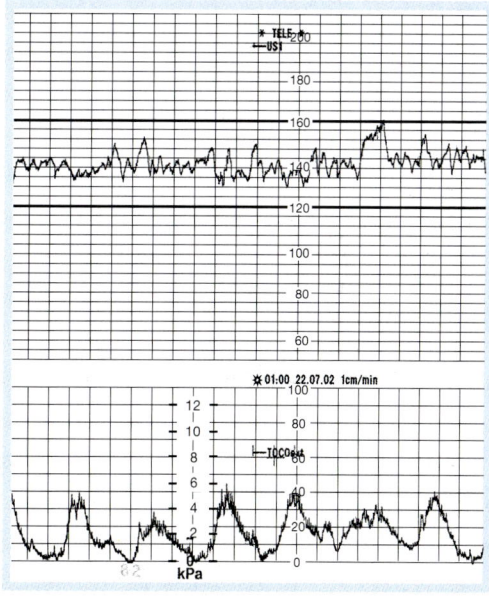

Abb. 2.10 Kardiotokogramm.

Man spricht von einem *Belastungstest*, wenn bewusst Wehen induziert werden, um das Verhalten der kindlichen Herzaktion unter der Wehentätigkeit zu beurteilen. Die Wehenindukion erfolgt mit Oxytocin. Verhält sich die Herzaktion unter der Belastung normal, kann abgewartet werden. Ist die Herzaktion auffällig, muss der Test entweder kurzfristig wiederholt werden oder die Geburt ist anzustreben, je nach Schweregrad der Veränderung.

Ausstellung eines Mutterpasses

Jede Schwangere erhält von ihrem/r Frauenarzt/ärztin einen Mutterpass (**Abb. 2.11**). In ihm werden anamnestische Daten, der Geburtstermin, alle Untersuchungsergebnisse, Besonderheiten bei vorangegangenen Geburten und Risiken der Schwangerschaft dokumentiert.

Mutterschutzgesetz

Das Mutterschutzgesetz dient sowohl dem Schutz der werdenden Mutter als auch dem Schutz des Kindes. Es versucht den schwangerschaftsbedingten gesundheitlichen Störungen Rechnung zu tragen.

Berufstätige schwangere Frauen fallen 6 Wochen vor dem errechneten Geburtstermin und 8 Wochen nach der Entbindung unter die Schutzfrist, in der sie von der Beschäftigung freigestellt werden müssen. Nach Frühgeburten und nach Mehrlingsschwangerschaften sind es 12 Wochen. Außerdem besteht während der gesamten Schwangerschaftsdauer und bis zum Ablauf von 4 Monaten nach der Geburt ein Kündigungsverbot. Bei besonders ungünstigen und gesundheitsbelastenden Beschäftigungen kann auch schon früher ein Beschäftigungsverbot vom Arzt ausgesprochen werden.

> *In jedem Betrieb muss das Mutterschutzgesetz eingesehen werden können.*

2.1.6 Erkrankungen in der Schwangerschaft

Schwangerschaftsbedingte Erkrankungen werden auch *Gestosen* genannt. Ihr Auftreten steht in unmittelbarem Zusammenhang mit der Schwangerschaft. **Allgemeinerkrankungen** können den Verlauf einer Schwangerschaft und die Geburt ungünstig beeinflussen. Manche ernsthaften Erkrankungen treten erstmals während der Schwangerschaft auf, auch wenn sie keine Schwangerschaftserkrankungen im eigentlichen Sinn sind. Eine bedeutende Rolle spielt der *Diabetes mellitus*. Schwangere mit dieser Erkrankung müssen konsequent überwacht und der Blutzuckerspiegel muss gut eingestellt werden.

> *Kinder von Diabetes-Müttern werden oft besonders groß (makrosom), sind dabei aber nicht weniger anfällig.*

Präeklampsie

Synonym (veraltet): EPH-Gestose.

Symptome
- E = Edema (englisch für Ödeme),
- P = Proteinurie (Eiweißausscheidung im Urin),
- H = Hypertonie (Bluthochdruck, Grenzwert: RR 140/90 mmHG).

Um die Entwicklung einer Präeklampsie rechtzeitig zu erkennen, wird bei jeder Untersuchung der Blutdruck gemessen, der Urin untersucht und auf Ödeme geachtet. Die Ödeme zeigen sich am deutlichsten prätibial.

Therapie
In schweren Fällen:
- Bettruhe,
- eiweißreiche Diät,
- Medikamente zur Senkung der Hypertonie und zur Ödemausschwemmung,
- Medikamente zur Krampflösung bei eklamptischen Krampfanfällen,
- Zustandsdiagnostik des Kindes und evtl. Beendigung der Schwangerschaft bei Gefahr für das Kind.

Eklampsie

Wird einer Präeklampsie im Anfangsstadium nicht entgegengewirkt, können im weiteren Verlauf noch Krämpfe hinzutreten. Dann spricht man von einer Eklampsie. Die Eklampsie ist sowohl für Mutter als auch für das Kind äußerst gefährlich. Sie tritt bei einer guten Schwangerschaftsüberwachung aber nur selten auf.

HELLP-Syndrom

Eine besonders schwere Form einer Gestose ist das HELLP-Syndrom (*H*ämolyse, *e*levatet *l*iver enzymes, *l*ow *p*latelets count). Beim HELLP-Syndrom kommt es zu rechtsseitigen Oberbauchbeschwerden, Übelkeit und einer ausgeprägten Anämie. Verschiedene Laborwerte zeigen charakteristische Veränderungen (Transaminasen, Bilirubin, Thrombozyten, Hämolyse). Die mütterliche Mortalität liegt bei etwa 3,5 %.

> *Wegen der Gefährdung von Mutter und Kind ist beim HELLP-Syndrom eine sofortige Beendigung der Schwangerschaft durch Sektio erforderlich.*

a

Name: _____

Vorname: _____ geb. am: _____

Wohnort: _____

Bei Namensänderung: Name: _____

Wohnort: _____

Serologische Untersuchungen

Blutgruppenzugehörigkeit

A B O

Rh pos. (D pos.)/Rh neg. (D neg.) *)

*)Rh positiv bzw. Rh negativ wörtlich eintragen

Diese Eintragungen entbinden den behandelnden Arzt nicht von seiner Sorgfaltspflicht (z.B. Kreuzprobe)

Datum der Untersuchung: _____

Protokoll-Nr. des Laboratoriums: _____

Antikörper-Suchtest

negativ ☐ positiv, Titer 1: _____

Datum der Untersuchung: _____

Protokoll-Nr. des Laboratoriums: _____

Röteln-HAH-Test

negativ ☐ positiv, Titer 1: _____

Immunität anzunehmen ja ☐ nein ☐

Datum der Untersuchung: _____

Protokoll-Nr. des Laboratoriums: _____

ggf. ergänzende serologische Untersuchungen: _____

Stempel des Arztes   Unterschrift des Arztes

Nachweis von Chlamydia trachomatis-Antigen aus der Zervix

negativ ☐   positiv ☐

Datum der Untersuchung: _____

Protokoll-Nr. des Laboratoriums: _____

Stempel und Unterschrift des Arztes

LSR durchgeführt

am: _____

Protokoll-Nr.: _____

Stempel und Unterschrift des Arztes

(ggf. Ergebnisse weiterer serologischer Untersuchungen siehe Seite 4)

Antikörper-Suchtest-Kontrolle

negativ ☐ positiv, Titer 1: _____

Datum der Untersuchung: _____

Protokoll-Nr. des Laboratoriums: _____

Antikörper-Suchtest-Kontrolle

negativ ☐ positiv, Titer 1: _____

Datum der Untersuchung: _____

Protokoll-Nr. des Laboratoriums: _____

Stempel und Unterschrift des Arztes

Röteln-HAH-Test-Kontrolle
(vgl. Abschnitt C Nr. 1 zu b) der Mutterschafts-Richtlinien)

negativ ☐ positiv, Titer 1: _____

Datum der Untersuchung: _____

Protokoll-Nr. des Laboratoriums: _____

ggf. ergänzende serologische Untersuchungen: _____

Stempel und Unterschrift des Arztes

Nachweis von HBs-Antigen aus dem Serum

negativ ☐   positiv ☐

Datum der Untersuchung: _____

Protokoll-Nr. des Laboratoriums: _____

Stempel und Unterschrift des Arztes

b

Alter _____ Jahre   Gewicht vor SS-Beginn _____ kg   Größe _____ cm

Gravida _____   Para _____

A. Anamnese und allgemeine Befunde/Erste Vorsorge-Untersuchung

	ja		nein
1. Familiäre Belastung (z.B. Diabetes, Hypertonie, Fehlbildungen, genetische Krankheiten, psychische Krankheiten _____)	☐	1.	☐
2. Frühere eigene schwere Erkrankungen (z.B. Herz, Lunge, Leber, Nieren, ZNS, Psyche) ggf. welche _____	☐	2.	☐
3. Blutungs-/Thromboseneigung	☐	3.	☐
4. Allergie, z.B. gegen Medikamente _____	☐	4.	☐
5. Frühere Bluttransfusionen	☐	5.	☐
6. Besondere psychische Belastung (z.B. familiäre oder berufliche)	☐	6.	☐
7. Besondere soziale Belastung (Integrationsprobleme, wirtsch. Probleme)	☐	7.	☐
8. Rhesus-Inkompatibilität (bei vorangegangenen Schwangerschaften)	☐	8.	☐
9. Diabetes mellitus	☐	9.	☐
10. Adipositas	☐	10.	☐
11. Kleinwuchs	☐	11.	☐
12. Skelettanomalien	☐	12.	☐
13. Schwangere unter 18 Jahren	☐	13.	☐
14. Schwangere über 35 Jahren	☐	14.	☐
15. Vielgebärende (mehr als 4 Kinder)	☐	15.	☐
16. Zustand nach Sterilitätsbehandlung	☐	16.	☐
17. Zustand nach Frühgeburt (vor Ende der 37. SSW)	☐	17.	☐
18. Zustand nach Mangelgeburt	☐	18.	☐
19. Zustand nach 2 oder mehr Fehlgeburten/Abbrüchen	☐	19.	☐
20. Totes/geschädigtes Kind in der Anamnese	☐	20.	☐
21. Komplikationen bei vorausgegangenen Entbindungen ggf. welche _____	☐	21.	☐
22. Komplikationen post partum ggf. welche _____	☐	22.	☐
23. Zustand nach Sectio	☐	23.	☐
24. Zustand nach anderen Uterusoperationen ggf. welche _____	☐	24.	☐
25. Rasche Schwangerschaftsfolge (weniger als 1 Jahr)	☐	25.	☐
26. Andere Besonderheiten ggf. welche _____	☐	26.	☐

Nach ärztlicher Bewertung des Kataloges A liegt bei der Erstuntersuchung ein Schwangerschaftsrisiko vor ☐

Beratung der Schwangeren

a) Ernährung, Medikamente, Genußmittel ☐
b) Tätigkeit/Beruf, Sport, Reisen ☐
c) Risikoberatung ☐
d) Geburtsvorbereitung/Schwangerschaftsgymnastik ☐
e) Krebsfrüherkennungsuntersuchung ☐

B. Besondere Befunde im Schwangerschaftsverlauf

27. Behandlungsbedürftige Allgemeinerkrankungen, ggf. welche _____

28. Dauermedikation
29. Abusus
30. Besondere psychische Belastung
31. Besondere soziale Belastung
32. Blutungen vor der 28. SSW
33. Blutungen nach der 28. SSW
34. Placenta praevia
35. Mehrlingsschwangerschaft
36. Hydramnion
37. Oligohydramnie
38. Terminunklarheit
39. Placenta-Insuffizienz
40. Isthmozervikale Insuffizienz
41. Vorzeitige Wehentätigkeit

42. Anämie
43. Harnwegsinfektion
44. Indirekter Coombstest positiv
45. Risiko aus anderen serologischen Befunden
46. Hypertonie (Blutdruck über 140/90)
47. Eiweißausscheidung 1% (entsprechend 1000 mg/l) oder mehr
48. Mittelgradige - schwere Ödeme
49. Hypotonie
50. Gestationsdiabetes
51. Einstellungsanomalie
52. Andere Besonderheiten ggf. welche _____

Terminbestimmung

Zyklus _____/_____   Letzte Periode _____

Konzeptionstermin (soweit sicher): _____

Schwangerschaft festgestellt am: _____ in der _____ SSW

Berechneter Entbindungstermin: _____

Entbindungstermin (ggf. nach Verlauf korrigiert): _____

Kommentar _____

Abb. 2.11 Ausschnitte aus dem Mutterpass.

Zweiter Ak-Suchtest (24.-27. SSW) am: _____

Untersuchung auf Hepatitis B (32.-40. SSW) am: _____

Gravidogramm

Anti-D-Prophylaxe (28.-30. SSW) am: _____

In der Entbindungsklinik vorgestellt am: _____

	Datum	Schwanger-schaftswoche	SSW ggf. Korr.	Fundusstand Symph.-Fundusabstand	Kindslage	Herztöne	Kindsbewegung Ödeme Varikosis	Gewicht	RR syst./diast.	Hb (Ery)	Sediment Eiweiß Zucker (Nitrit) (Blut) ggf.Bakteriolog. Bef.	Vaginale Unter-suchung	Risiko-Nr. nach Katalog B	Sonstiges/Therapie/Maßnahmen
1.														
2.														
3.														
4.														
5.														
6.														
7.														
8.														
9.														
10.														
11.														
12.														
13.														
14.														

c

ULTRASCHALL- UNTERSUCHUNGEN

Bemerkungen:

(z.B. Ergebnisse aus vorausgegangener Ultraschalluntersuchung)

Datum	SSW (LR)	SSW korrigiert	**I. Screening 9.-12. SSW**			FS	SSL	BPD	Biometrie I (ein Maß)

Intrauteriner Sitz: ○ ja ○ nein
Embryo darstellbar: ○ ja ○ nein
Herzaktion: ○ ja ○ nein
V.a. Mehrlinge: ○ nein ○ ja

Zeitgerechte Entwicklung: ○ ja ○ nein ○ Kontrolle

Auffälligkeiten: ○ nein ○ ja
(z.B. dorsonuchales Ödem)

Konsiliaruntersuchung veranlaßt: ○ nein ○ ja

Bemerkungen:

Datum	SSW (LR)	SSW korrigiert	**II. Screening 19.-22. SSW**	Kontrollbedürftige Befunde hinsichtlich	BPD	FOD/KU	ATD	APD/AU	FL/HL

Einling: ○ ja ○ nein
Lebenszeichen: ○ ja ○ nein
Plazentalok./-struktur: ○ normal ○ Kontrolle
Kommentar

Fruchtwassermenge: ○ nein ○ ja
körperl. Entwicklung: ○ nein ○ ja
Körperumriß: ○ nein ○ ja
fetaler Strukturen: ○ nein ○ ja
Herztätigkeit: ○ nein ○ ja
Bewegung: ○ nein ○ ja

Bemerkungen: Biometrie II (4 Maße)

Zeitgerechte Entwicklung: ○ ja ○ nein ○ Kontrolle

Konsiliaruntersuchung veranlaßt: ○ nein ○ ja

Datum	SSW (LR)		**III. Screening 29.-32. SSW**	Kontrollbedürftige Befunde hinsichtlich	BPD	FOD/KU	ATD	APD/AU	FL/HL

Einling: ○ ja ○ nein
Kindslage:
Lebenszeichen: ○ ja ○ nein
Plazentalok./-struktur: ○ normal ○ Kontrolle
Kommentar

Fruchtwassermenge: ○ nein ○ ja
körperl. Entwicklung: ○ nein ○ ja
Körperumriß: ○ nein ○ ja
fetaler Strukturen: ○ nein ○ ja
Herztätigkeit: ○ nein ○ ja
Bewegung: ○ nein ○ ja

Bemerkungen: Biometrie III (4 Maße)

Zeitgerechte Entwicklung ○ ja ○ nein ○ Kontrolle

Konsiliaruntersuchung veranlaßt: ○ nein ○ ja

d

Abb. 2.11 Ausschnitte aus dem Mutterpass.

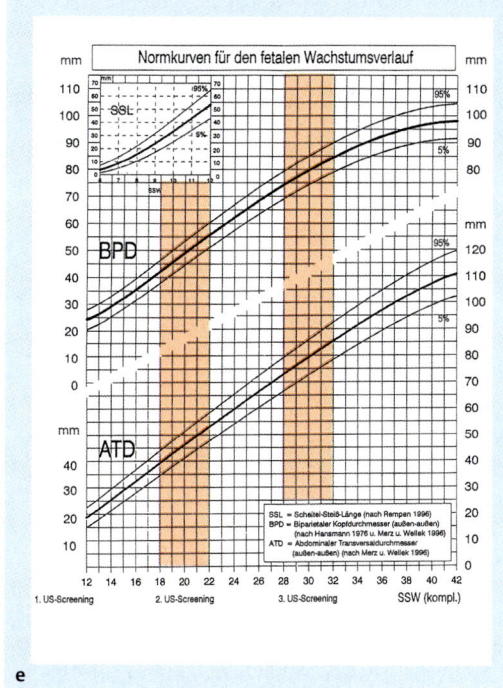

Abb. 2.11 Ausschnitte aus dem Mutterpass.

Rh-Inkompatibilität

85% aller Menschen besitzen einen Blutfaktor, der nach seiner Entdeckung am Rhesusaffen durch Landsteiner und Wiener (1940) als Rhesusfaktor bezeichnet wird. Menschen, die diesen Faktor besitzen gelten als Rh-positiv (D), jene die ihn nicht besitzen als Rh-negativ (d).

Die Bestimmung der mütterlichen Blutgruppe und des mütterlichen Rh-Faktors ist zur Aufdeckung einer möglichen Inkompatibilität zwischen Mutter und Kind im A,B,0- und Rh-System erforderlich. Auch im A,B,0-System kann es zwischen Mutter und Kind zu Unverträglichkeiten kommen. Diese Unverträglichkeiten sind aber sehr selten und haben mit den Inkompatibilitäten im Rh-System nichts zu tun.

Besonders im Rh-System können sich Konstellationen ergeben, die unbehandelt zu einem Rhesus-Konflikt zwischen Mutter und Kind führen und das Kind schädigen können.

> *Rh-Konstellation: Mutter Rh-negativ (d) und Kind Rh-positiv (D).*
> *Rh-Konflikt: Die Mutter hat auf Grund dieser Konstellation bereits Antikörper gegen den Rh-Faktor gebildet.*

Fallbeispiel: Angenommen, das Kind erbt vom Vater den Rh-Faktor (D), der im Blut der Mutter fehlt (d). Die Rh-Konstellation wäre somit gegeben. Sobald nun Erythrozyten durch Traumatisierung der Plazenta oder unter der Geburt vom Kind in den mütterlichen Kreislauf gelangen, reagiert die Mutter auf den Reiz des Antigens mit der Bildung spezifischer Antikörper. Der Rh-Konflikt wäre somit eingetreten. Die gebildeten Antikörper der Mutter können nun diaplazentar in den kindlichen Kreislauf gelangen und dort eine Antigen-Antikörper-Reaktion hervorrufen, die zu einer Schädigung der kindlichen Erythrozyten führt. Es kommt zu einem erhöhten Zerfall der roten Blutkörperchen (Morbus haemolyticus fetalis) und zu einer vermehrten Neubildung kindlicher Erythrozyten (Erythroblastose). Aus dem erhöhten Zerfall resultiert eine Freisetzung von Blutfarbstoff, der in Gallenfarbstoff umgewandelt wird und beim Kind einen Ikterus hervorruft. Dieser Ikterus ist meist recht stark ausgeprägt (Ikterus gravis neonatorum) und tritt unmittelbar nach der Geburt in Erscheinung.

Es kann auch schon vor der Geburt durch die Antikörperwirkung zu einer extremen Schädigung des Kindes mit einem Hydrops fetalis (congenitus) und intrauterinem Fruchttod kommen. Die Gefahr eines

Ikterus gravis besteht außerdem in einer als *Kernikterus* bezeichneten Schädigung der Stammganglien im kindlichen Gehirn, die zu geistigen und körperlichen Entwicklungsstörungen führt (*Little-Krankheit*).

Bei einer Rh-sensibilisierten Mutter steigt die Gefahr der Schädigungen für das Kind mit jeder weiteren Schwangerschaft, da die Immunkörperbildung der Mutter jedes Mal verstärkt wird. Durch die rechtzeitige Gabe eines Anti-D-Immunglobulins bei der Mutter kann die Ausweitung einer Rh-Konstellation zu einem Rh-Konflikt heute verhindert werden. Bei Rh-negativen Müttern wird prinzipiell in der Frühschwangerschaft eine Rh-Prophylaxe mit Anti-D-Immunglobulin durchgeführt. Unter dieser Prämisse kann ein Rh-Konflikt nur noch durch eine irgendwann erfolgte nicht kompatible Bluttransfusion zustande kommen. Auch nach Fehlgeburten und Extrauteringraviditäten muss die Prophylaxe erfolgen.

Fallbeispiel: Ist bei einer Rh-negativen Mutter (d;d) der Partner im Rhesussystem heterozygot (D;d), kann das Kind nach den Erbgesetzen sowohl Rh-positiv wie auch Rh-negativ werden. Im letzteren Fall wäre eine Prophylaxe überflüssig. Ist der Vater dagegen homozygot (D;D) wird das Kind in jedem Falle Rh-positiv. Das Kind kann im Genotyp zwar heterozygot sein, bleibt im Erscheinungsbild (Phänotyp) aber Rh-positiv, da sich D immer dominant verhält. Da uns aber der Genotyp des Kindes zu Beginn der Schwangerschaft noch nicht bekannt ist, wird aus Sicherheitsgründen in jedem Fall bei Rh-negativen Müttern eine Rh-Prophylaxe durchgeführt. Erweist sich das Kind nach der Geburt als Rh-positiv, wird eine weitere Injektion von Anti-D-Immunglobulin bei der Mutter innerhalb von 72 Stunden post partum vorgenommen. Erweist sich das Kind als Rh-negativ, kann die zweite Injektion entfallen.

Coombs-Test

Wie schwerwiegend ein Rh-Konflikt ist und welche therapeutischen Konsequenzen eventuell daraus zu ziehen sind, zeigt der sog. Coombs-Test. Dabei wird untersucht, ob und in welcher Höhe mütterliche Antikörper bereits an den kindlichen Erythrozyten fixiert sind und zu einer Hämolyse führen können. Ein positiver Coombs-Test stellt eine Indikation zur Blutaustauschtransfusion beim Kind dar.

2.2   Geburt und Nachgeburtsperiode

2.2.1   Geburtshilfliche Begriffe

Geburtsphasen

Eröffnungsperiode (EP)
Die Zeit vom Beginn regelmäßiger Wehentätigkeit bis zur vollständigen Eröffnung des Muttermundes. Bei Erstgebärenden dauert die EP ca. 12–18 Stunden, bei Mehrgebärenden ca. 6–9 Stunden.

Austreibungsperiode (AP)
Die Zeit von der vollständiger Eröffnung des Muttermundes bis zur Geburt des Kindes. Sie schließt sich unmittelbar der Eröffnungsperiode an. Bei Erstgebärenden dauert die AP ca. 2–3 Stunden, bei Mehrgebärenden ca. eine halbe bis 1 Stunde.

Nachgeburtsperiode
(s. Kap. 2.2.6, S. 95)
Darunter verstehen wir die Zeit von Geburt des Kindes bis zu 2 Stunden nach Ausstoßung der Plazenta. Die Plazenta wird im Allgemeinen 5–10 Minuten nach der Geburt des Kindes ausgestoßen.

Wehenqualität
Wir sprechen von *normaler, wirksamer* Wehenqualität, wenn die Wehendauer 20–60 sec beträgt, die Wehenstärke 50 mmHg erreicht, und die Wehen in der EP alle 3–5 min, in der AP alle 1–2 min auftreten.

Es gibt Wehenschwächen, Wehenpausen, unregelmäßige Wehen, Wehensturm und Wehenkrämpfe (Tetanus uteri). Diese Wehenanomalien führen meist zu komplizierten Geburtsverläufen. Vorwehen oder Senkwehen sind dagegen nicht pathologisch.

Fruchtblasensprung
- *Rechtzeitiger Blasensprung*: die Fruchtblase öffnet sich bei vollständig eröffnetem Muttermund.
- *Vorzeitiger Blasensprung*: die Fruchtblase springt vor Wehenbeginn.
- *Frühzeitiger Blasensprung*: die Fruchtblase öffnet sich, bevor der Muttermund vollständig eröffnet ist.
- *Verspäteter Blasensprung*: das Kind wird mit intakter Fruchtblase geboren. Dieses Ereignis ist relativ selten und hat für das Kind keine nachteili-

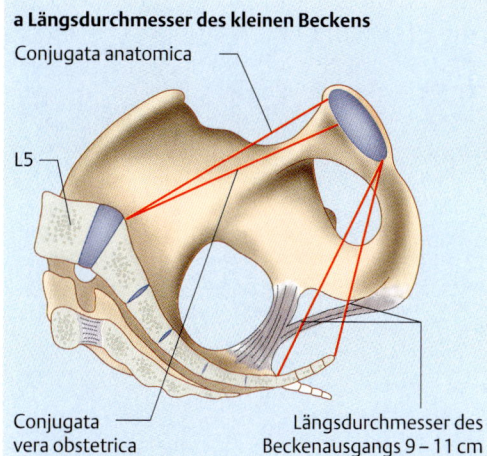

a Längsdurchmesser des kleinen Beckens

Conjugata anatomica

L5

Conjugata vera obstetrica

Längsdurchmesser des Beckenausgangs 9–11 cm

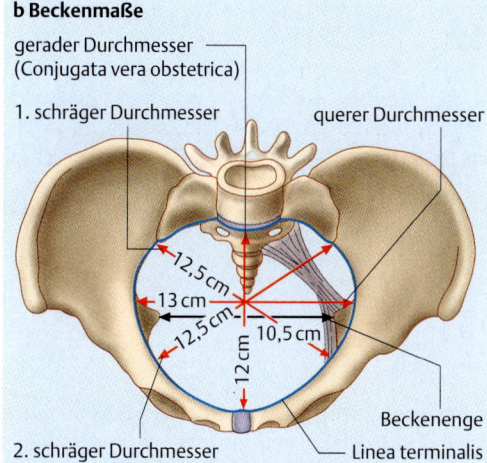

b Beckenmaße

gerader Durchmesser (Conjugata vera obstetrica)

1. schräger Durchmesser

querer Durchmesser

12,5 cm

13 cm

12,5 cm

10,5 cm

12 cm

Beckenenge

2. schräger Durchmesser

Linea terminalis

Abb. 2.12a–b Abmessungen des kleinen Beckens. **a** Längsdurchmesser des kleinen Beckens. **b** Beckenmaße.

gen Folgen, sofern die Hebamme die Fruchtblase sofort öffnet.

- *Blasensprengung (Amniotomie)*: absichtliches Eröffnen der Fruchtblase; dies geschieht häufig zum Zweck der Geburtseinleitung.

Mütterliche Beckenmaße

Für den Geburtsmechanismus sind die Abmessungen des kleinen Beckens von Bedeutung. Dabei interessieren v. a. die unterschiedlichen Durchmesser (**Abb. 2.12a–b**).

Das kleine Becken ist der Teil des knöchernen Beckens, der unterhalb der *Linea terminalis* liegt. Die Linea terminalis verläuft vom Promontorium über die Linea arcuata zum oberen Rand der Symphyse und entspricht der Beckeneingangsebene.

Beckeneingangsebene

In der Beckeneingangsebene sind zwei Maße bedeutsam:
- querer Durchmesser 13–14 cm,
- gerader Durchmesser (Conjugata vera obstetrica) 12 cm.

Beckenausgangsebene

Die Beckenausgangsebene wird seitlich durch die Sitzbeinhöcker, ventral vom unteren Rand der Symphyse und dorsal durch das Steißbein begrenzt:
- querer Durchmesser (Beckenenge) etwa 10,5–11 cm,
- gerader Durchmesser 9–11 cm, der gerade Durchmesser ist kleiner, erweitert sich aber unter der Geburt, da beim Durchtritt des Kopfes das Steißbein nach dorsal ausweichen kann.

> Im Beckeneingang ist der quere Durchmesser der größere, im Beckenausgang der gerade (durch Abdrängen des Steißbeins unter der Geburt).

Maße des kindlichen Kopfes

Die für die Geburt bedeutsamen Maße des kindlichen Kopfes sind in **Abb. 2.13** dargestellt.

Für den Ablauf der Geburt ist die Einstellung des Kopfes beim Eintritt ins Becken von großer Bedeutung. Wie aus den Maßen leicht ersichtlich, ist die günstigste Einstellung des Kopfes die Flexion. Hierbei passiert der Kopf mit seinem geringsten Umfang das Becken (Hinterhauptsumfang = 9,5 cm), wobei

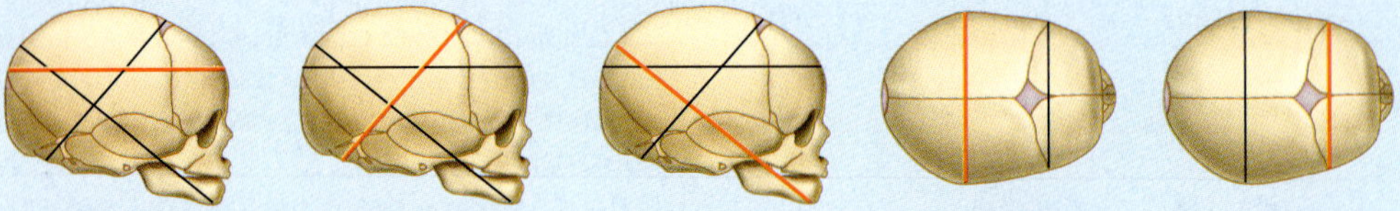

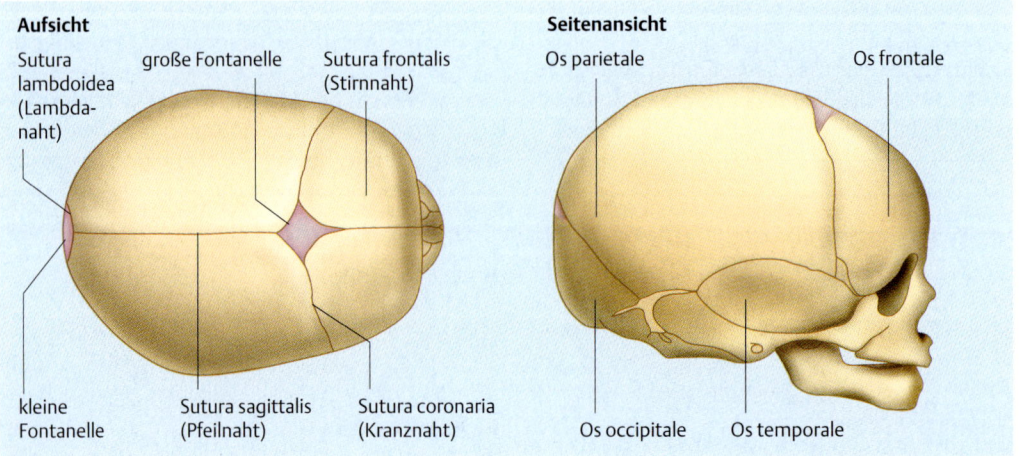

Durchmesser

12 cm	9,5 cm	13,5 cm	9,5 cm	8,0 cm
Diameter frontooccipitalis (gerader Durchmesser)	Diameter suboccipito-bregmaticus (kleiner schräger Durchmesser)	Diameter mentooccipitalis (großer schräger Durchmesser)	Diameter biparietalis (großer querer Durchmesser)	Diameter bitemporalis (kleiner querer Durchmesser)

Umfang

34 cm	32 cm	38 cm
Circumferentia frontooccipitalis (Hutmaß)	Circumferentia suboccipito-bregmatica (Hinterhaupts-umfang)	Circumferentia mentooccipitalis

Planum

Planum frontooccipitale	Planum suboccipito-bregmaticum	Planum mentooccipitale

Durchtrittsplanum bei der Geburt aus

Vorderhauptslage (VHL)	Hinterhauptslage (HHL)	Stirnlage

Abb. 2.13 Maße des kindlichen Kopfes.

die kleine Fontanelle in Leitstelle steht. Zur Beurteilung des Geburtsfortschrittes ist für den Untersucher die Erkennung der Schädelnähte, sowie die Stellung der kleinen und großen Fontanelle von Wichtigkeit (**Abb. 2.14**).

Nach der Geburt des Kindes werden alle Kopfumfänge gemessen und im Krankenblatt festgehalten.

Mit *Leitstelle* bezeichnet man den Punkt des kindlichen Kopfes, der beim Durchtritt durch das Becken führt (vorangeht).

Aufsicht

Sutura lambdoidea (Lambda-naht) — große Fontanelle — Sutura frontalis (Stirnnaht)

kleine Fontanelle — Sutura sagittalis (Pfeilnaht) — Sutura coronaria (Kranznaht)

Seitenansicht

Os parietale — Os frontale

Os occipitale — Os temporale

Abb. 2.14 Neugeborenenkopf.

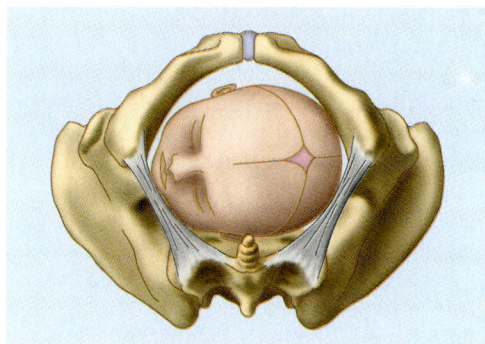

Abb. 2.15 Linke Stirnlage.

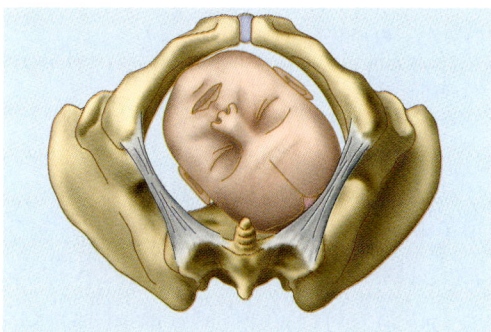

Abb. 2.16 Gesichtslage.

Kindslagen

Häufigkeit:
- Schädellagen: 96 %,
- Beckenendlagen (Steißlagen): 3 %,
- Querlagen: 1 %.

I.-Lage bedeutet, dass sich der Rücken des Kindes auf der linken Seite der Mutter befindet, bei der II.-Lage liegt der Rücken des Kindes auf der rechten Seite der Mutter. Bei der Querlage richtet sich die Bezeichnung I.- oder II.-Lage nicht nach dem Rücken, sondern nach der Position des Kopfes zur Mutter (s. u.).

Schädellagen

Bei den Schädellagen gibt es verschiedene Möglichkeiten der Kopfeinstellung, je nachdem, ob sich der Kopf des Kindes beim Eintritt ins Becken beugt (Flexion) oder streckt (Deflexion).

Flexion: Die normale Kopfeinstellung ist die Flexion. Dabei ist die Leitstelle das Hinterhaupt (kleine Fontanelle). Diese Einstellung bezeichnet man als *Hinterhaupts-Einstellung.*

Deflexion: Die Deflexion ist seltener und von großer Bedeutung, da diese Einstellung des Kopfes zu einer

Geburtsverzögerung oder zu einem Geburtsstillstand führen kann. Je nachdem welchen Grad die Deflexion des Kopfes einnimmt unterscheidet man:
- Vorderhauptslage (VHL): Vorderhaupt (große Fontanelle) in Leitstelle;
- Stirnlage (StL): Stirn in Leitstelle (**Abb. 2.15**);
- Gesichtslage (GL): Gesicht in Leitstelle, stärkste Form der Deflexion (**Abb. 2.16**).

> Bei allen Deflexionseinstellungen ist das räumliche Verhältnis von kindlichem Kopf zu mütterlichem Geburtskanal ungünstiger als bei der Flexion.

Hintere Hinterhauptseinstellung

Im Allgemeinen dreht sich das Gesicht des Kindes beim Durchtritt durchs Becken nach dorsal. Es kommt aber auch vor, dass sich das Gesicht nach vorn (ventral) einstellt. In diesem Fall spricht man von einer dorso-posterioren oder auch mento-anterioren Einstellung. Das häufigste Vorkommnis dieser Art ist die hintere Hinterhauptseinstellung (ca. 5 % aller Schädellagen) (**Abb. 2.17a–b**).

> Die dorso-posterioren Eistellungen führen meistens zu pathologischen Geburtsabläufen.

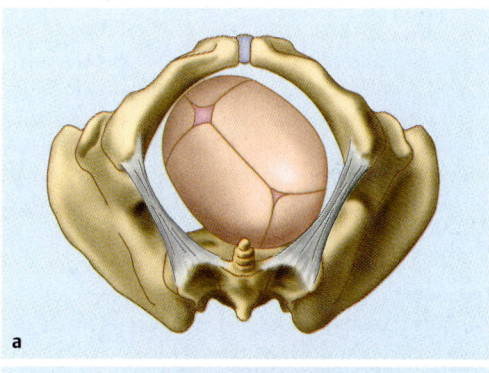

a

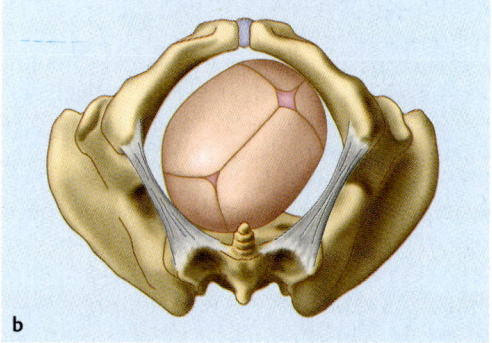

b

Abb. 2.17a–b Hintere Hinterhauptslage. **a** I.- oder linke hintere Hinterhauptslage. **b** II.- oder rechte hintere Hinterhauptslage.

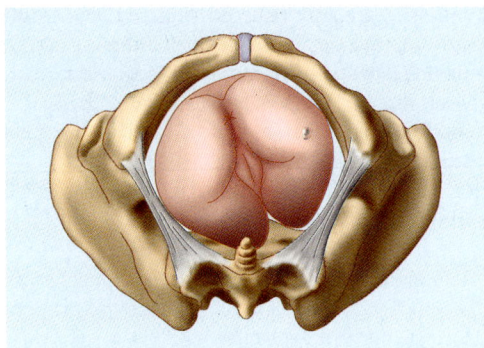

Abb. 2.18 Reine Steißlage.

Beckenendlagen

Bei den Beckenendlagen unterscheiden wir:
- die reine Steißlage: dabei führt das Gesäß des Kindes (**Abb. 2.18**);
- die vollkommene Fußlage: dabei führen beide Füße des Kindes;
- die unvollkommene Fußlage: dabei führt nur ein Fuß des Kindes, das andere Bein ist hochgeschlagen und liegt dem Körper an;
- die vollkommene Knielage: es führen beide Knie;
- die unvollkommene Knielage: es führt nur ein Knie.

> Von den Beckenendlagen ist die reine Steißlage für die vaginale Entwicklung des Kindes der günstigste Fall. Die ungünstigste Lage für die Entwicklung ist die unvollkommene Fußlage. Hierbei kann es passieren, dass die Fruchtblase springt und der führende Fuß bereits geboren wird, obwohl der Muttermund noch nicht vollständig ist.

Querlagen

Die Bezeichnung der Querlagen richtet sich nach der Lage von Kopf und Rücken des Kindes:
- I.-Querlage: Kopf links,
- II.-Querlage: Kopf rechts,
- dorso-anteriore Querlage: Rücken vorn,
- dorso-posteriore Querlage: Rücken hinten,
- dorso-inferiore Querlage: Rücken unten,
- dorso-superiore Querlage: Rücken oben.

Die 5 Kennzeichen der Querlage bei der äußeren Untersuchung sind in **Abb. 2.19** dargestellt. Eine Querlage wird heute vorwiegend durch Sektio entbunden. Dabei spielt die Lage des Rückens nicht mehr die große Rolle wie bei den Wendungsoperationen (s. Kap. 2.2.5, S. 91).

2.2.2 Die regelrechte Geburt

Von einer regelrechten Geburt sprechen wir dann, wenn alle *Voraussetzungen und Abläufe* für eine normale Geburt bei Mutter und Kind gegeben sind:
- errechneter Geburtstermin erreicht, keine Übertragung,
- normale anatomische Voraussetzungen bei Mutter und Kind,
- normale Lage und Kopfeinstellung des Kindes,
- regelrechte Wehentätigkeit,
- zeitlich regelrechter Geburtsfortschritt,
- normale Überwachungsparameter beim Kind (CTG unauffällig),
- rechtzeitiger Blasensprung,
- klares Fruchtwasser,
- Geburt eines lebensfrischen Kindes (Apgar-Score 7–10, s. u.),
- normale Nachgeburtsphase.

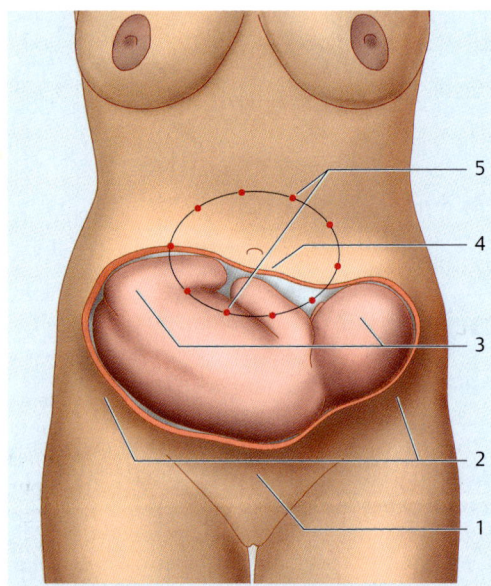

Abb. 2.19 Querlage. Die 5 Kennzeichen der Querlage bei der äußeren Untersuchung: 1. vorangehender Teil fehlt. 2. Abdomen mehr quer als längs ausgedehnt. 3. Fundus steht auffallend tief. 4. Große Teile auf den Seiten, auf der einen Seite der Kopf, auf der anderen der Steiß. 5. Herztöne am deutlichsten in der nächsten Umgebung des Nabels.

Ablauf einer normalen Geburt
Die Wehen setzen um den errechneten Termin ein und werden regelmäßig. Die Eröffnungsperiode beginnt. Die Wehentätigkeit wird ausgelöst durch die Unterdrückung wehenhemmender Substanzen im Myometrium, durch eine vermehrte Bildung von Oxytocin und Prostaglandin in der Dezidua, sowie durch einen verstärkten Druck des vorangehenden Teiles der Kindes auf das präsakral gelegene Fran-

kenhäuser-Ganglion, bestehend aus sympathischen und parasympathischen Nervenfasern.

Um den Fortgang einer Geburt beurteilen zu können, ist der jeweilige Höhenstand des Kopfes, die Weite des Muttermundes und der Verlauf der Pfeilnaht wichtig (**Abb. 2.20**, **2.21**). In der 1. Phase tritt der Kopf flektiert ins Becken ein. Die Pfeilnaht steht dabei im queren Durchmesser. So deckt sich der größere Längsdurchmesser des Kopfes mit dem größe-

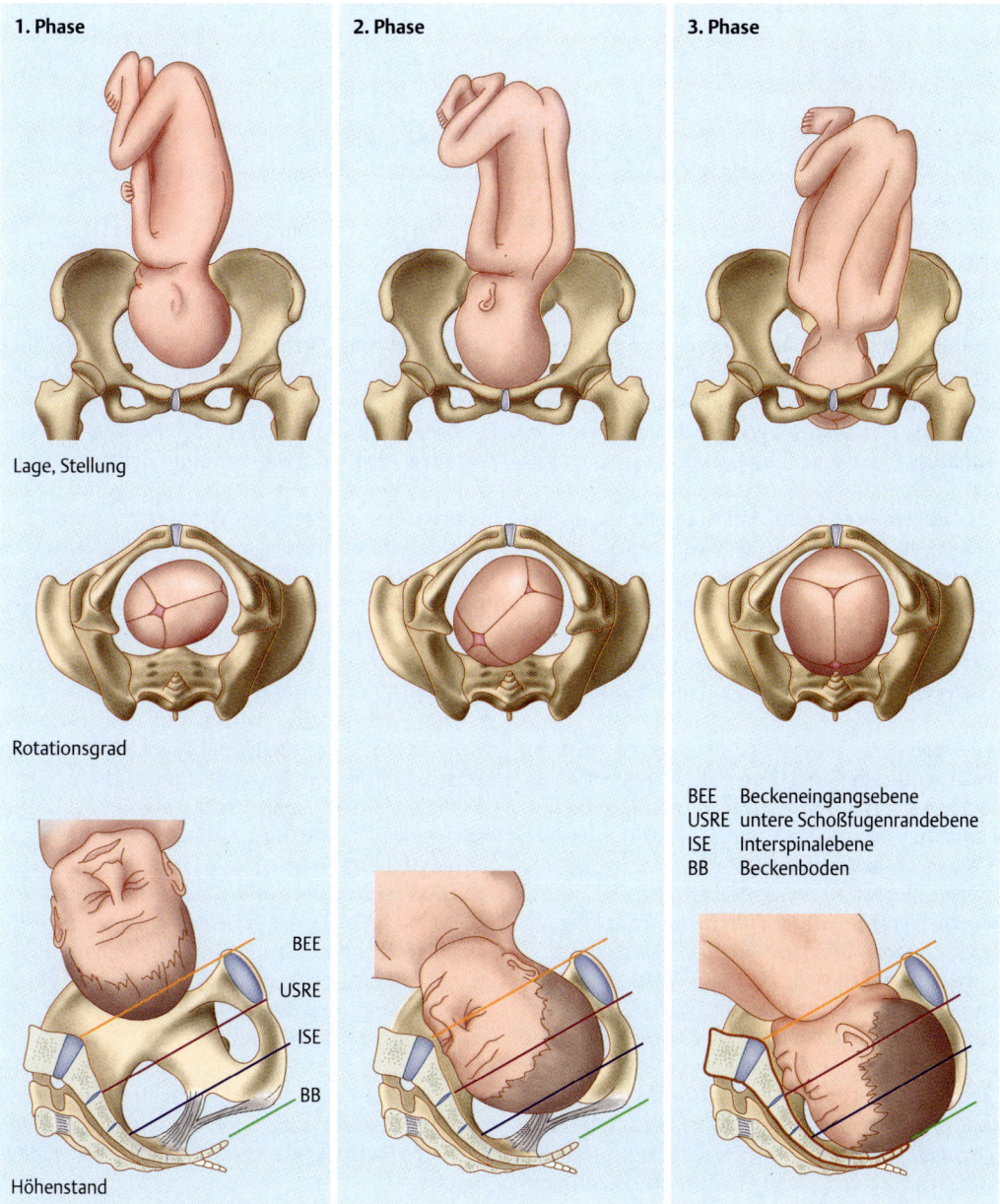

1. Phase
2. Phase
3. Phase

Lage, Stellung

Rotationsgrad

BEE   Beckeneingangsebene
USRE untere Schoßfugenrandebene
ISE   Interspinalebene
BB   Beckenboden

BEE
USRE
ISE
BB

Höhenstand

Abb. 2.20 Verlauf einer normalen Geburt.

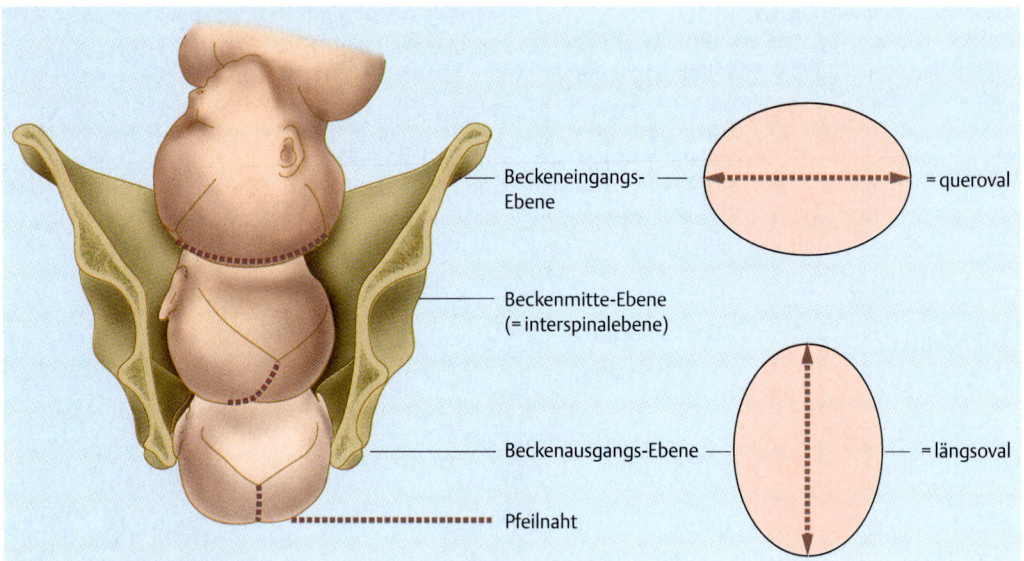

Abb. 2.21 Bewegung des kindlichen Kopfes während der Geburt.

ren Querdurchmesser des Beckeneingangs. Im Beckenausgang sind die räumlichen Verhältnisse umgekehrt. Hier ist durch die Nutation des Steißbeines der gerade Durchmesser größer als der quere. Der Kopf muss also, damit er im Beckenausgang mit seinem größeren Längsdurchmesser im größeren geraden Durchmesser steht, beim Durchtritt durchs Becken eine Drehung um 90° vollziehen (2. Phase). Dabei dreht sich die Pfeilnaht über den schrägen Durchmesser (Beckenmitte) in den geraden Durchmesser des Beckenausgangs (3. Phase). Wenn der Kopf auf dem Beckenboden steht, wird er bei vollständig eröffnetem Muttermund in der Vulva sichtbar.

Nachdem die Fruchtblase gesprungen ist, kann der Durchtritt des Kopfes über den Damm erfolgen. Gegebenenfalls wird der Damm durch einen Dammschnitt (Episiotomie, s. Kap. 2.2.5, S. 94) erweitert. Erforderlich wird der Dammschnitt, wenn der Damm erheblich zu reißen droht. In jedem Fall aber bei einer Frühgeburt, um die Druckbelastung auf den noch sehr empfindlichen Kopf zu reduzieren.

Ist der Kopf geboren, folgt unter Mithilfe der Hebamme die Entwicklung der Schultern. Bei der Geburt der Schultern vollzieht der bereits geborene Kopf abermals eine Drehung um 90° (4. Phase), so dass das Gesicht zur Seite zeigt. Diese Drehung des Kopfes erfolgt passiv durch die nun folgenden Schultern. Wie zuvor der Kopf, müssen auch die Schultern nach dem queren Eintritt ins Becken beim

Durchtritt eine Drehung um 90° vollziehen, um beim Austritt in den geraden Durchmesser zu gelangen.

Danach wird abgenabelt. Das Abnabeln erfolgt mit zwei Klemmen, eine zur mütterlichen und eine zur kindlichen Seite. In dem Zwischenraum wird die Nabelschnur durchtrennt. Der vitale Zustand des Kindes wird nach dem Apgar-Score (s. u.) ermittelt und festgehalten. Aus der Nabelschnurarterie wird Blut zur Bestimmung des pH-Wertes entnommen. Weiterhin wird aus dem Nabelschnurblut bei Bedarf der Rh-Faktor des Kindes ermittelt und ein Coombs-Test durchgeführt (s. Kap. 2.1.6, S. 76).

Jetzt schließt sich die Nachgeburtsperiode an. Nach Abnabeln des Kindes bekommt die Mutter ein kontraktionsförderndes Mittel für den Uterus (Oxytocin), um die Ablösung der Plazenta von der Uterusinnenwand zu erwirken. Dabei kommt es zu einer Lösungsblutung von ca. 350 ml. Erkennbar ist die Lösung an den sogen. Lösungszeichen (s. Kap. 2.2.6, S. 95). Nach Geburt der Plazenta wird diese auf Vollständigkeit geprüft. Der Uterus kann sich nach Entfernung der Plazenta gut kontrahieren. Die Lösungsblutung wird somit durch die Kompression der utero-plazentaren Gefäße gestoppt.

Nach entsprechender Lagerung (nach Fritsch) verbleibt die Patientin zur Beobachtung noch zwei Stunden im Kreißsaal (Ende der Nachgeburtsperiode) und kann dann auf die Wochenstation verlegt werden.

2.2.3 Das Neugeborene

Zustandsdiagnostik des Neugeborenen

Apgar-Schema

Damit werden die Vitalzeichen des Neugeborenen nach 1 Minute, nach 5 Minuten und nach 10 Minuten postpartal beurteilt. Erarbeitet wurde der Apgar-Score (Tab. 2.1), von der Anästhesistin Virginia Apgar (1909–1974). Die Buchstaben, die identisch sind mit denen ihres Namens, stehen für:

- **A** = Atmung,
- **P** = Puls,
- **G** = Grundtonus (der Muskulatur),
- **A** = Aussehen,
- **R** = Reflexe (auf Absaugen).

Jeder Parameter wird mit einer Zahl zwischen 0 und 2 bewertet. Die Summe gibt Auskunft über die Verfassung des Neugeborenen:

- 8–10 lebensfrisch,
- 5–7 leichte Depression,
- 3–4 mittlere Depression,
- 1–2 schwere Depression,
- 0 Totgeburt.

Nabelschnur-pH-Wert

Unmittelbar nach der Geburt des Kindes wird aus der Nabelschnurarterie Blut zur Bestimmung des pH-Wertes entnommen. Der Nabelschnur-pH-Wert ist ein weiterer Indikator für den Zustand des Neugeborenen.

- pH-Wert 7,25 = normal,
- pH-Wert < 7,2 = Azidosegefahr!

Werden bei einem Kind später neurologische Auffälligkeiten festgestellt, können Apgar-Wert und Nabelschnur-pH-Wert zusammen mit dem postpartalen neurologischen Status aus forensischer Sicht eine entscheidende Rolle spielen. Auf der Grundlage dieser Befunde kann dann entschieden werden, ob es sich um einen Geburtsschaden oder um einen später erworbenen Defekt handelt. Für den Geburtshelfer kann sich diese Beurteilung als bedeutsam erweisen.

Ikterus neonatorum

Der durch die physiologische Blutmauserung der kindlichen Erythrozyten nach der Geburt auftretende Ikterus neonatorum tritt im Gegensatz zu dem Rhesus-bedingten Ikterus (s. Kap. 2.1.6, S. 76) erst etwas später auf und ist nicht so intensiv. Er lässt sich meistens durch UV-Licht-Bestrahlung erfolgreich therapieren.

Kindliche Geburtsverletzungen

Bei ca. 1–2 % aller Geburten kann mit kindlichen Verletzungen gerechnet werden. Diese Verletzungen treten häufiger bei operativen Geburtsmaßnahmen auf, können aber zum Teil auch bei komplikationslosen Spontangeburten beobachtet werden. Sie entstehen dann durch Druck- und Abscherkräfte, die auf das Kind beim Beckendurchtritt einwirken.

Caput succedaneum

Die Geburtsgeschwulst tritt in der Hauptsache bei protrahierten Geburtsverläufen und nach Vakuumextraktionen auf. Sie befindet sich meistens im Bereich der Leitstelle und gibt somit auch noch post partum einen Hinweis auf die Kopfeinstellung während des Durchtritts. Die Geschwulst bildet sich nach kurzer Zeit spontan zurück.

Kephalhämatom

Die Kopfblutgeschwulst entsteht durch Abschiebung des Periosts vom Schädelknochen, wobei Gefäße eröffnet werden. Somit bildet sich unmittelbar nach der Geburt eine mit Blut gefüllte, fluktuierende Geschwulst zwischen Periost und Schädelknochen, wobei die Knochennähte nicht überschritten werden. Das Kephalhämatom tritt bei ca. 0,5 % aller Geburten auf. Bis zur völligen Rückbildung können 6–8 Wochen vergehen. Wegen der Gefahr einer Infektion sollte das Kephalhämatom nicht punktiert werden. Treten Hautdefekte auf, müssen diese aseptisch verbunden werden.

Tab. 2.1 Apgar-Score

Parameter	0	1	2	1 Min.	5 Min.	10 Min.
Atmung	keine	Schnappatmung, unregelmäßig	regelmäßig, kräftig			
Puls	keiner	unter 100/min	über 100/min			
Grundtonus	schlaff	mittel, träge Flexionsbewegung	gute Spontanbewegungen			
Aussehen	blau, weiß	Stamm rosig, Extremitäten blau	rosig			
Reflexe	keine	„Grimassen"	Husten, Niesen			

Druckmarken, Schädelimpressionen

Sie treten entweder nach Zangenentbindungen auf oder durch vorspringende Knochensporne am Promontorium oder der Symphyse der Mutter. Offene Druckstellen werden mit Salben- oder Puderverbänden behandelt. Bei stärkeren Impressionen kann es zu Hirnschädigungen kommen.

Klavikulafraktur

Frakturen der Klavikula entstehen am häufigsten bei großen Kindern und bei Entwicklung aus Beckenendlage. Da das Periost erhalten bleibt (Grünholzfraktur), heilen sie folgenlos. Oft bleiben sie sogar unerkannt. Eine Therapie ist meistens nicht erforderlich.

Oberarmfraktur

Oberarmfrakturen sind oft Folge von schwierigen Armlösungen bei Geburt aus Beckenendlage. Die Therapie besteht in Ruhigstellung durch fixierenden Verband.

Armplexuslähmungen

Obere Plexusparese (Erb-Duchenne): Durch die Schädigung von Nervenfasern aus den Wurzeln C4 und C5 kann es zum Ausfall verschiedener Arm- und Schultermuskeln kommen. Die betroffene Schulter steht tiefer und der Arm hängt mit pronierter Hand schlaff nach innen rotiert herab. *Der Greifreflex ist auslösbar.*

Untere Plexusparese (Klumpke): Durch die Schädigung von Nervenfasern aus den Wurzeln von C8 und Th1 sind die Strecker der Hand und die Beuger der Finger gelähmt. Das Neugeborene hat eine Fallhand und *der Greifreflex ist nicht auslösbar.* Bei einer Mitbeteiligung des Sympatikus (Th1) findet man auch ein Horner-Syndrom (Enophtalmus, Ptosis, Miosis).

Isolierte Radiusparese: Bei Druck auf die Außenseite des Oberarms entsteht eine typische Fallhand.

> *Physiotherapie bei Armlähmungen ist in der Regel erfolgreich. Die Prognose ist gut, wenn sich die Lähmungserscheinungen in wenigen Tagen zurückbilden.*

Fazialisparese

Die häufigste Ursache ist die Druckschädigung durch die Zangenlöffel bei Forzepsentbindungen. Die Diagnose ergibt sich leicht aus dem herabhängenden Mundwinkel. Die meisten Fazialislähmungen bessern sich spontan. Bei länger anhaltenden Lähmungen hilft Elektrotherapie.

Oberschenkelfrakturen

Sie entstehen häufig bei Extraktionen am Beckenende, vor allem beim Herabholen des hochgeschlagenen Beines. Die Therapie besteht in einer Schienung. Die Prognose ist günstig.

Intrakranielle Blutungen

Hirnblutungen sind die gefährlichsten Geburtsverletzungen. Die Folgen hängen vom Ausmaß und der Lokalisation der Blutung ab. Sie reichen von Ausheilung bis zum Exitus schon nach wenigen Stunden. Die Ursachen sind unterschiedlich. Neben Gewalteinwirkung durch Geburtstraumen kommt auch eine Gefäßschädigung durch Sauerstoffmangel in Betracht. Die Therapie besteht in erster Linie in absoluter Ruhigstellung des Kindes und Vitamin K-Gaben. Der weitere Verlauf ist meistens schicksalhaft.

Kindliche Fehlbildungen

Spaltmissbildungen

Spaltmissbildungen sind Hemmungsmissbildungen in der frühen Embryonalphase. Am häufigsten treten sie im Bereich der Lippen, des Kiefers und des Gaumens auf. Das Ausmaß reicht von der leichten Einkerbung an der Oberlippe bis zum völligen Fehlen des Gaumens. Das männliche Geschlecht ist häufiger betroffen als das weibliche. Erblichkeit ist nachgewiesen. Die Ursache ist eine ausbleibende Verschmelzung von Zwischenkiefer und Oberkiefer während der Embryonalzeit. Plastisch-chirurgische Korrekturen sind heute sehr erfolgreich.

Ösophagusatresie

Völliges oder teilweises Fehlen der Speiseröhrenöffnung mit oder ohne Fistelbildung zum Bronchialsystem; erkennbar durch Sondierung des Oesophagus. Wegen der Gefahr der Aspiration mit folgender Pneumonie darf das Kind nach der Geburt nicht oral ernährt werden. Eine schnelle Operation ist anzustreben.

Analatresie

Fehlende Analöffnung. Die Analatresie kann bei der Erstuntersuchung festgestellt werden. Der Mekoniumabgang bleibt aus. Eine sofortige Operation ist zwingend erforderlich.

> *Neben den erwähnten Missbildungen gibt es noch eine Vielzahl von Fehlbildungen im Bereich des Kopfes, der Extremitäten und der Organe, sowie chromosomalbedingte Fehlbildungen. Mehr Informationen hierzu finden sich in der pädiatrischen Fachliteratur.*

2.2.4 Die regelwidrige Geburt

Risikogeburt

Sind bei einer Patientin bereits vor der Schwangerschaft gesundheitliche Störungen erkennbar, die im Verlauf der Schwangerschaft oder unter der Geburt zu Komplikationen führen können, so sprechen wir von einer *Risikoschwangerschaft* und *Risikogeburt*. Auch die Geburt einer so genannten älteren Erstgebärenden gilt als Risikogeburt. Diese Schwangerschaften sollten von Beginn an konsequent überwacht werden.

Frühgeburt

Als Frühgeburt (ca. 4–8 % aller Geburten) gilt:
- Unter Berücksichtigung der Schwangerschaftsdauer: Geburt vor Vollendung der 37. SSW,
- Unter Berücksichtigung des Geburtsgewichts: unter 2500 g.

> *Ein Kind unter 2500 g kann auch ein hypotrophes Reifgeborenes sein (small for date, fetale Dystrophie).*

Zeichen der Frühgeburtlichkeit
- Relativ großer Kopf im Verhältnis zum Körper,
- unreifes Genitale,
- reichlich Lanugobehaarung,
- wenig Kopfhaar,
- reichlich Vernix caseosa,
- rotes Hautkolorit.

Ursachen
- Zervixinsuffizienz,
- Mehrlinge,
- Uterusfehlbildungen, Uterus myomatosus (s. Kap. 1.3.5, S. 27),
- endokrine Störungen,
- seelische Überforderung,
- Gestosen,
- Lageanomalien,
- vorzeitige Wehentätigkeit.

Übertragung

Von einer Übertragung spricht man, wenn der errechnete Geburtstermin um 14 Tage überschritten wird (Dauer der Schwangerschaft über 42 Wochen, bzw. 280 + 14 Tage)

Zeichen einer Übertragung
- Keine Vernix caseosa,
- „Waschfrauenhände",
- mazerierte Haut,
- Fingernägel überragen die Fingerkuppen weit,
- verminderter Hautturgor.

Totgeburt

Als Totgeburt gilt:
- keine Lebenszeichen (Herzschlag, Lungenatmung, Pulsation der Nabelschnur),
- Mindestgröße 35 cm (oder 1000 g).

Tot geborene Kinder sind nach dem Gesetz meldepflichtig. Unter 35 cm (oder 1000 g) spricht man von Spätabort. Spätaborte müssen nicht gemeldet, aber auf Wunsch der Eltern beerdigt werden.

Regelwidriger Geburtsverlauf

Auch nach einem normalen Schwangerschaftsverlauf kann man davon ausgehen, dass sich bei ca. 11 % der Entbindungen unter der Geburt plötzliche, zuvor nicht erkennbare Komplikationen einstellen. Im Folgenden werden häufige Gründe für einen regelwidrigen Geburtsverlauf genannt.

Abnorme Einstellungen des Kindes
- Deflexionseinstellungen des Kopfes (Vorderhaupt-, Stirn-, Gesichtseinstellung),
- hoher Geradstand (Kopf steht beim Eintritt ins Becken nicht quer, sondern gerade),
- tiefer Querstand (Kopf steht beim Austritt aus dem Becken nicht gerade, sondern quer),
- hoher Schultergeradstand (Schulterdystokie, s. u.),
- tiefer Schulterquerstand (s. u.),
- Beckenendlagen,
- Querlagen.

Schulterdystokie. Bei einem normalen Geburtsverlauf treten mit der Geburt des Kopfes die nachfolgenden Schultern des Kindes querstehend ins Becken ein. Nur so steht die Schulterbreite des Kindes in räumlicher Übereinstimmung mit dem größeren queren Durchmesser des Beckeneingangs. Bleibt die Rotation der Schultern aus, kann der Schultergürtel nicht ins Becken eintreten. Diese geburtshilfliche Situation wird als *hoher Schultergeradstand* oder *Schulterdystokie* bezeichnet. Sie tritt in der Hauptsache bei übergroßen Kindern auf und wird in der Literatur bei Kindern über 4000 g mit ca. 3 % angegeben (Martius, 1986). Aber auch bei kleineren Kindern ist diese Komplikation möglich.

Meist tritt der hohe Schultergeradstand unerwartet ein und ist prospektiv nicht erkennbar. Das Kind kommt dabei in eine erhebliche Notsituation, die es möglichst schnell zu überwinden gilt. Zur Anwendung kommt dabei ein gezieltes geburtshilfliches Management: großzügige Episiotomie, Tokolyse, Verfahren nach McRoberts, Verfahren nach Wood.

Das Verfahren nach McRoberts besteht in einer wechselnden Streckung und Beugung der Beine der Gebärenden in den Hüftgelenken. Dabei kommt es zu einer Stellungsänderung der Symphyse, die zu einer Aufhebung der Schulterarretierung führen kann. Bei dem Verfahren nach Woods wird versucht, mit der eingehenden Hand eine digitale Rotation der Schultern in den queren Durchmesser zu erreichen.

Eine forcierte Traktion am bereits geborenen Kopf, zu der verständlicherweise eine große Verlockung besteht, wäre fehlerhaft, da sie zu einer Schädigung des Plexus brachialis mit möglicher Erb'schen Lähmung (Kap. 2.2.3, S. 84) beim Kind führen kann. Auch eine Kristillerhilfe ist bei einer Schulterdystokie kontraindiziert, da sie das „Festsitzen" der Schultern noch verstärken würde. Erlaubt ist allenfalls ein suprasymphysärer Druck, der jedoch die Gefahr einer Klavikulafraktur beim Kind beinhaltet.

Tiefer Schulterquerstand. Beim Durchtritt durch das Becken müssen die Schultern, wie zuvor der Kopf, eine Drehung um 90° durchführen, damit im Beckenausgang wieder eine räumliche Übereinstimmung des Schulterdurchmessers mit dem größeren geraden Durchmesser des Beckenausgangs gegeben ist. Bleibt diese Drehung aus, kommt es zu einem tiefen Schulterquerstand. Der tiefe Schulterquerstand ist geburtshilflich leichter zu überwinden, da die Schultern bereits im Beckenausgang stehen und leichter zugänglich sind, um eine Drehung des Schultergürtels zu erwirken.

Makrosomie

Übergroße Kinder, z. B. bei Diabetes mellitus der Mutter.

Mehrlingsschwangerschaften

(s. Kap. 2.4, S. 100)

Anomalien des Geburtskanals

- Zu enges mütterliches Becken,
- Deformierungen nach Beckenfraktur,
- Uterusanomalien (s. Kap. 1.3.5, S. 29).

Vorzeitiger Geburtsbeginn

- Vorzeitige Wehentätigkeit,
- vorzeitiger Blasensprung (häufigste Ursache, z. B. bei Scheideninfektionen),
- Stresssituationen.

Verspäteter Geburtsbeginn

- Übertragung,
- fehlende Wehentätigkeit (primäre Wehenschwäche).

Komplikationen vonseiten der Plazenta

- Plazentare Insuffizienz. Dabei kommt es zu einer Diffusions- und Perfusionsstörung an den Chorionzotten. Ursache hierfür können sein:
  - EPH-Gestose, HELLP-Syndrom (s. Kap. 2.1.6, S. 72),
  - Anämie oder Hypotonie der Mutter,
  - Nikotin- und Alkoholabusus !
- Plazentainfarkt. Dabei fallen einzelne bis mehrere Kotyledonen für die Perfusion aus. Bei zu starker Infarzierung kann es zu einem intrauterinen Fruchttod des Feten kommen. Plazentare Infarkte werden durch *Nikotinabusus* in ihrer Entstehung begünstigt!

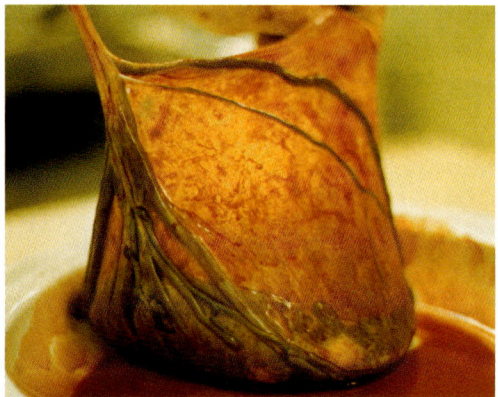

Abb. 2.22 Plazenta velamentosa und Vasa aberrantia.

- Insertio velamentosa, Vasa aberrantia (**Abb. 2.22**). Der Ansatz der Nabelschnur an der Plazenta erfolgt normalerweise als Insertio centralis oder Insertio marginalis. Gelegentlich kommt es vor, dass ein Gefäß eine Strecke weit den Bereich des Mutterkuchens verlässt (Vasa aberrantia), oder dass die großen Nabelschnurgefäße, bevor sie sich vereinigen, getrennt durch die Eihäute ziehen (Insertio velamentosa). In beiden Fällen besteht die Gefahr, dass beim Blasensprung ein Gefäß reißt. Da es sich dann um den Verlust von kindlichem Blut handelt, wäre die Folge eine intrauterine Asphyxie (s. u.).
- Placenta praevia. Im Normalfall ist die Plazenta im Fundus oder im seitlichen Bereich des Uterus lokalisiert. In seltenen Fällen kann sie aber auch tiefer lokalisiert sein und den inneren Muttermund teilweise oder vollständig bedecken.

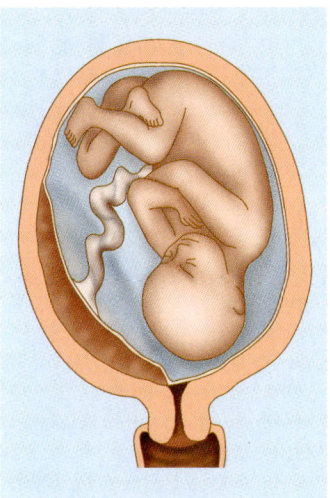 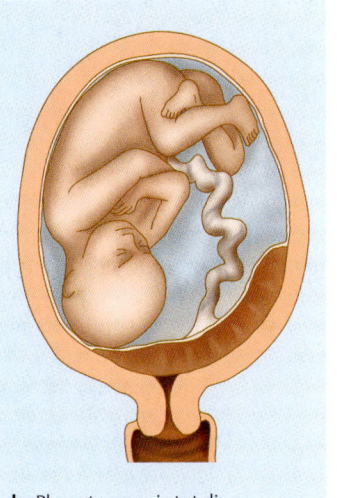

a Plazenta praevia marginalis　　**b** Plazenta praevia totalis

Abb. 2.23 a Placenta praevia marginalis. **b** Placenta praevia totalis.

(**Abb. 2.23a-b**). In beiden Fällen kann es zu einer frühzeitigen, mehr oder weniger starken Blutung kommen. Bei einer Placenta praevia marginalis kann eine Spontangeburt, in Abhängigkeit von der Blutungsstärke und der kindlichen Herzaktion, noch möglich sein. Bei der Placenta praevia totalis ist von vornherein eine normale vaginale Entbindung unmöglich.

- Vorzeitige Lösung der Plazenta. Bei der vorzeitigen Lösung wird eine partielle und eine totale Ablösung der Plazenta unterschieden. Ursachen können traumatische Ereignisse oder Veränderungen an der Uterusinnenwand sein (z. B. bei Myomen, bei Zustand nach OP oder anderen Eingriffen am Uterus). Die totale Ablösung (**Abb. 2.24a**) ist meistens mit dem Absterben des Kindes verbunden, da die Sauerstoffversorgung abrupt unterbunden wird. Bei der partiellen Lösung (**Abb. 2.24b**) ist die Notwendigkeit eines sofortigen Eingreifens von der Sauerstoffversorgung des Kindes – erkennbar im CTG – abhängig. In den meisten Fällen ist die Durchführung einer Schnittentbindung erforderlich.

Komplikationen vonseiten der Nabelschnur
- Nabelschnurumschlingung,
- Nabelschnurknoten,
- Nabelschnurvorfall bei vorzeitigem Blasensprung.

Kindliche Missbildungen
- Hydrozephalus,
- Deformierungen des Kindes jeglicher Art.

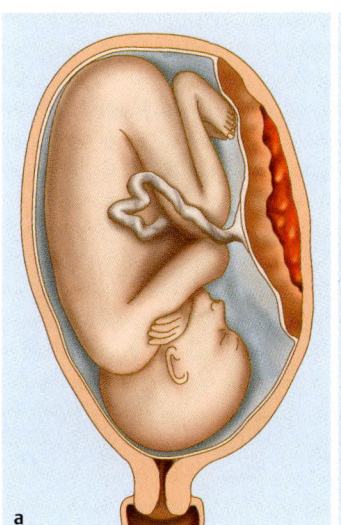 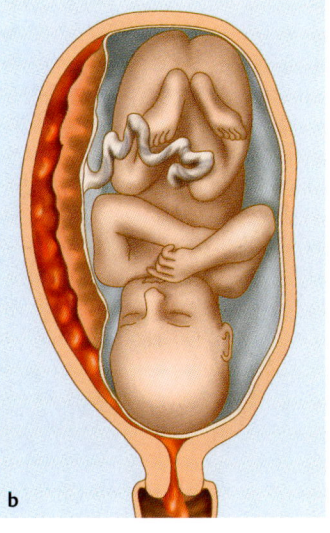

a　　**b**

Abb. 2.24a Totale vorzeitige Plazentalösung. **b** Partielle vorzeitige Plazentalösung.

Wehenschwäche

- Primäre Wehenschwäche: Wehen treten gar nicht erst auf.
- Sekundäre Wehenschwäche: zunächst vorhandene Wehen klingen wieder ab.

Eine Wehenschwäche führt meist zu einem protrahierten Geburtsverlauf.

Intrauterine Asphyxie

Eine mangelhafte Sauerstoffversorgung des Kindes äußert sich durch ein auffälliges CTG. Die fetale Herzfrequenz sinkt ab. Bei anhaltender Herzfrequenz-Depression ist das Kind gefährdet. Die Entbindung muss angestrebt werden.

Sonstige Gründe

- Psychische Ausnahmesituation,
- Paniksituation,
- Patientin kann den Anweisungen der Geburtshelfer nicht folgen (Sprachschwierigkeiten).

> Von den genannten Ursachen für eine pathologische Geburt können sich auch einige überschneiden oder noch weitere hinzukommen. Dieser obige, kurz gefasste Katalog nennt nur die häufigsten und wichtigsten Ursachen.

2.2.5 Operative Entbindungen

- Zangenentbindung,
- Vakuumextraktion,
- Sectio caesarea (Kaiserschnitt oder Schnittentbindung),
- Manualentwicklungen bei Beckenendlage oder Querlage des Kindes,
- Operative Versorgung schwerer Geburtsverletzungen (Rissverletzungen).

Die Notwendigkeit einer operativen Entbindung kann sich aus kindlicher, aber auch aus mütterlicher Indikation ergeben. Wie im vorigen Kapitel erwähnt, gibt es absehbare, aber auch plötzlich auftretende Situationen, die zu einer sofortigen Beendigung der vaginalen Entbindung zwingen. Erkennbar sind solche Situationen meist durch Auffälligkeiten im CTG. Mütterliche Indikationen sind im Allgemeinen frühzeitig bekannt und führen zur sog. primären Sektio, so z. B. ein enges Becken oder Erkrankungen, die ein Pressen in der Austreibungsphase nicht zulassen (z. B. Herzerkrankungen, orthopädische Leiden, Augenleiden u. s. w.).

Wenn aus zwingenden Gründen eine Geburt schnell beendet werden muss, ergeben sich folgende Möglichkeiten des Vorgehens:

- Muttermund vollständig, Kopf in Beckenmitte oder auf Beckenboden: vaginale Entbindung durch Zange oder Vakuumextraktion.
- Muttermund noch nicht vollständig, vorangehender Kindsteil noch zu hoch: abdominale Entbindung durch Sectio caesarea.

Zangenentbindung (Forceps)

Man kann davon ausgehen, dass schon in der Antike Instrumente entwickelt wurden, mit deren Hilfe es gelang, den Kopf des Kindes zu greifen und zu extrahieren. Genaue Kenntnis haben wir aber erst seit dem 17. Jahrhundert. Damals befand sich ein Zangenmodell im Familienbesitz der Familie Chamberlen in England. Es wurde von Generation zu Generation vererbt, ohne es der Allgemeinheit zugänglich

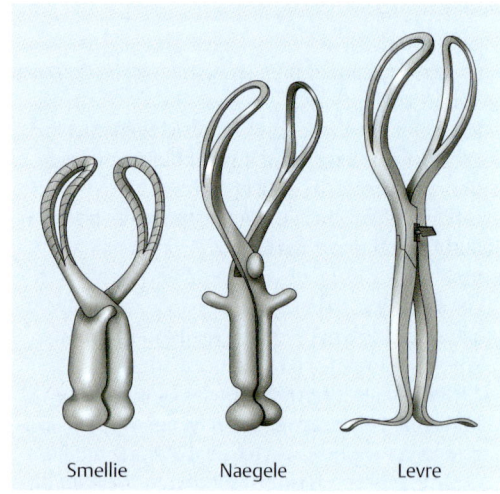

Smellie Naegele Levre

Abb. 2.25 3 historisch bedeutsame Zangenmodelle: englisches, deutsches und französisches Modell.

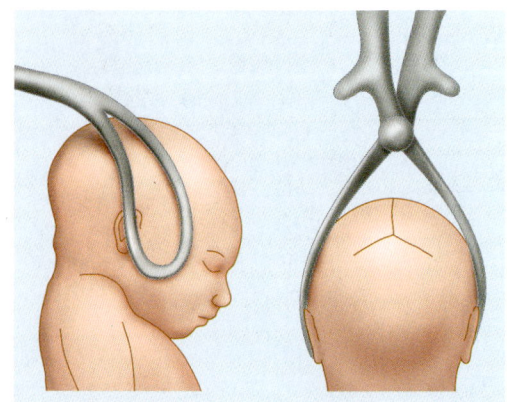

Abb. 2.26 Korrektes biparietales Anlegen der Zange am kindlichen Kopf.

zu machen. Um das Jahr 1723 erfand Palfyn in Gent ein eigenes Instrument. Von da an wurde die Zange Allgemeingut. Auf dem Markt in Kortyck in Flandern steht ein Denkmal von *Palfyn*, das den Erfinder dieses segensreichen Instrumentes ehrt. Seit dieser Zeit wurden viele Zangenmodelle entwickelt. Als eine der gebräuchlichsten Zange in Deutschland gilt die Naegele-Zange (**Abb. 2.25**).

Aufgabe der Zangen-Extraktion ist es, den noch ausstehenden Geburtsmechanismus des Kopfes durch Zug von unten nachzuahmen! Folgende Voraussetzungen müssen bei der Durchführung einer Zangenextraktion erfüllt sein:

- gründlicher Befund zur Ermittlung der Weite des Muttermundes sowie der Einstellung und Haltung des kindlichen Kopfes (Pfeilnaht, Höhenstand und Leitstelle, Fontanelle), Fruchtblase muss eröffnet sein,
- *kein* Missverhältnis zwischen Kopf und Geburtskanal,
- möglichst genaues Anlegen der Zange biparietal (**Abb. 2.26**),
- Narkose oder Periduralanästhesie, wenn zeitlich möglich (abhängig vom Zustand des – meist asphyktischen – Kindes.

Detaillierte Darstellungen der Zangenextraktion finden sich in der weiterführenden Literatur (s. Anhang).

Entbindung durch Vakuumextraktion (VE)

Die VE ist eine jüngere Methode als die Zangengeburt. Malmström und Uddenberg entwickelten das heute noch gebräuchliche Gerät 1954. Da die Zange in seltenen Fällen Traumatisierungen am Kopf des Kindes oder an den weichen Geburtswegen der Mutter verursachen kann, hat man nach einer alternativen vaginalen Entbindungsmethode gesucht.

Heute wird die Vakuumextraktion häufiger angewandt, zumal man von den gefährlichen „hohen Zangen" aus dem Beckeneingang zugunsten der Sektio abgekommen ist. Für eine vaginale Entbindung bei noch relativ hoch stehendem Kopf ist die VE weniger geeignet. Ihre Domäne ist die Extraktion des Kopfes von Beckenboden bis Beckenmitte.

Da die VE auch eine vaginale Entbindungsmethode ist, gelten für ihre Durchführung die gleichen Voraussetzungen wie für die Zangengeburt. Welche Methode zur Anwendung kommen soll, muss der Geburtshelfer nach der jeweiligen geburtshilflichen Situation und aufgrund seiner Erfahrung entscheiden. Der Unterschied zur Zangengeburt liegt darin, dass der Kopf nur dem Zug nach unten folgt und eine noch ausstehende Drehung nur bedingt und nicht,

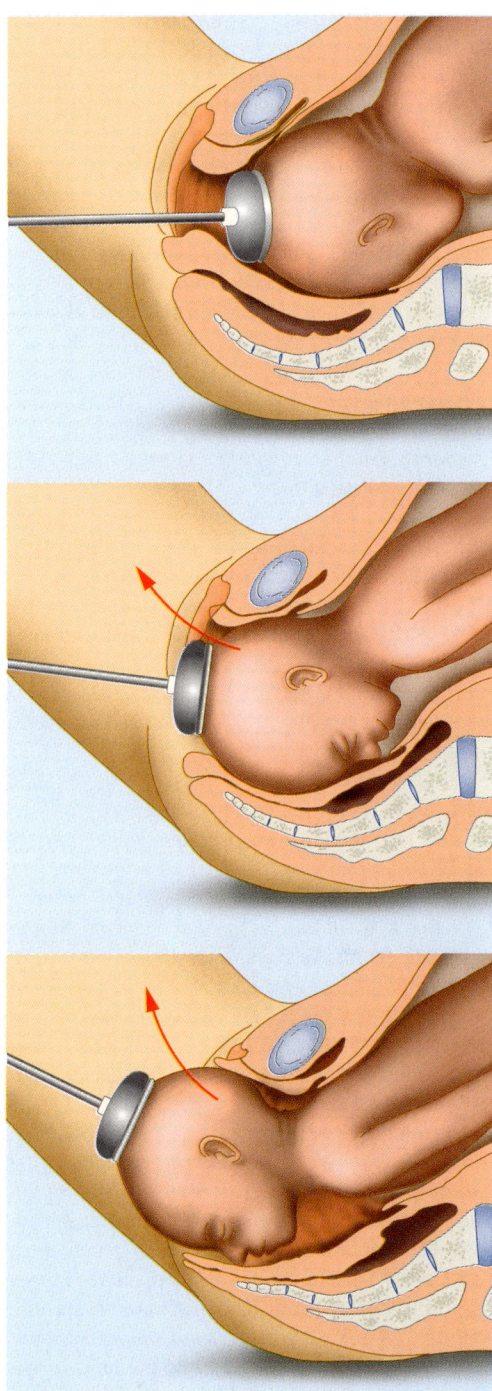

Abb. 2.27 Entwicklung des kindlichen Kopfes mittels Vakuumextraktion.

wie bei der Zange, aktiv vollzogen werden kann. Wie die Abbildung zeigt, wird mittels Vakuum am Kopf des Kindes eine Saugglocke befestigt (**Abb. 2.27**). Die Drehung des Kopfes erfolgt unter Zug vorwiegend rein passiv (Schraubenprinzip).

Auch die VE ist nicht ganz ohne Risiko. Durch den Zug vorwiegend am Kopf entsteht intrakraniell ein negativer Druck, der zu Gehirnblutungen führen kann. Auch Netzhautablösungen im Auge sind beschrieben worden. Dennoch ist die VE bei bestimmten geburtshilflichen Situationen eine gute Alternative zur Zangenextraktion.

Sectio caesarea

Synonyme: Kaiserschnitt, Schnittentbindung, Sektio.

Ist die Beendigung der Geburt noch vor Eröffnung des Muttermundes notwendig, kommt nur der abdominale Weg durch die Schnittentbindung in Betracht. Auch diese Methode kann, wie die Zangenentbindung, auf eine lange Historie zurückblicken. Ihre Anwendung lässt sich bis ins Altertum verfolgen. Schon bei den Ägyptern soll sie bekannt gewesen sein.

Die Bezeichnung „Sectio caesarea" leitet sich nicht von dem Wort „Caesar" = „Kaiser" ab, sondern von dem lateinischen Wort „caedere" für Schneiden, also Schnittentbindung. Die Schnittentbindung war lange Zeit ein gefahrvoller Eingriff und hat erst durch bessere Narkosetechniken und Operationsmethoden an Risiken verloren. Heute wird eine Schnittentbindung in örtlicher Anästhesie, meist in Spinalanästhesie, durchgeführt.

Wenn man den aktuellen statistischen Erhebungen Glauben schenkt, soll heute das Risiko eines Kaiserschnittes, besonders in Spinalanästhesie, für die Mutter nicht höher sein als bei einer Spontangeburt – wenn man die Beckenbodenverletzungen, die bei einer Spontangeburt entstehen können, mitbewertet. Es ist nachgewiesen, dass eine Spontangeburt, besonders bei Erstgebärenden, zu irreparablen Schäden an Strukturen des Beckenbodens führen kann, mit späteren möglichen Harn- und Stuhlinkontinenzen (s.u., Geburtsverletzungen). Einzelheiten hinsichtlich der operationstechnischen Durchführung einer Sektio finden sich in einschlägigen Lehrbüchern.

Die in Folge einer Spontangeburt auftretenden Verletzungen des Beckenbodens, verbunden mit den später möglichen Inkontinenzproblemen, sind ein Aspekt, der häufig die Entscheidung für eine Sektio beeinflusst. Streng genommen stellt dies aber keine medizinische Indikation für eine Sektio dar (sog. Wunschsectio).

> *Physiotherapie unterstützt den Heilungsverlauf und die Restitution des Beckenbodens.*

Sanfte Sektio: Der moderne Begriff sanfte Sektio ist irreführend und deshalb etwas unglücklich. Gemeint ist eine besondere Op-Technik (Misgav-Ladach-Methode), die wegen des stumpfen Vorgehens das Gewebe weniger traumatisiert. Die postoperativen Beschwerden sollen geringer sein. Ob diese Methode gegenüber der konventionellen Vorgehensweise vorteilhafter ist, wird konträr diskutiert. Nicht jeder Fall eignet sich für die Technik nach Misgav-Ladach.

Entwicklung des Kindes bei Beckenendlage, Manualhilfen

Während eine Geburt aus Schädellage im Normalfall ohne wesentliche operative Hilfe ablaufen könnte, ist dies bei der Geburt aus Beckenendlage nur bedingt und bei der Querlage überhaupt nicht möglich. Eine Querlage wird heute in der Klinik immer per Sektio entbunden und auch bei Beckenendlagen gewinnt dieses Vorgehen – zumindest bei Erstgebärenden – immer mehr an Akzeptanz.

Beckenendlage

Die vaginale Entbindung aus Beckenendlage ist für das Kind nicht ganz ohne Risiko! Ein Problem kann sich unvorhersehbar bei der Entwicklung des Kopfes

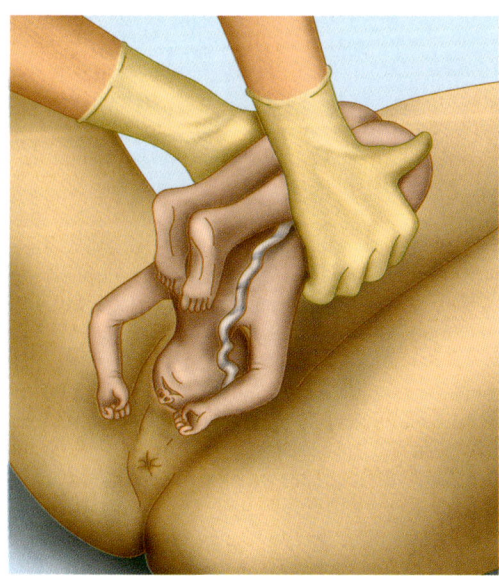

Abb. 2.28 Manualhilfe nach Bracht.

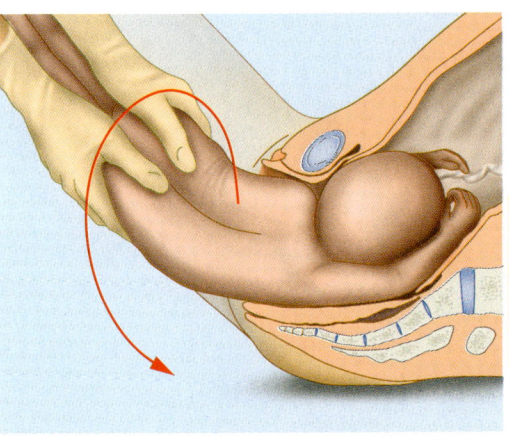
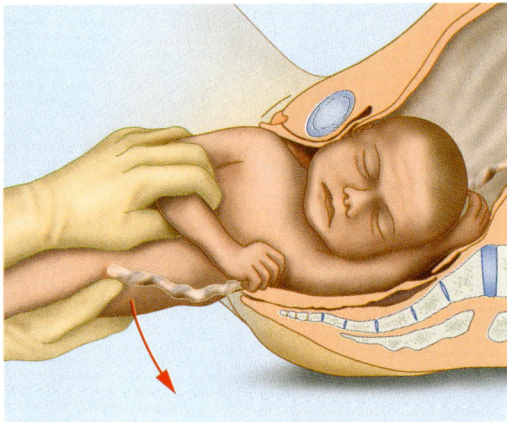

Abb. 2.29 Armlösung nach Lövset (Ausschnitt).

ergeben, der bei der Beckenendlage *nach* der Geburt des Körpers folgt. Manchmal schlagen die Arme hoch und machen die Entwicklung des Kopfes nur unter größeren Schwierigkeiten möglich. Für alle Komplikationsmöglichkeiten gibt es geburtstechnische Maßnahmen, die aber nicht ohne Gefährdung für das Kind und die Mutter sind.

Voraussetzungen für die Durchführung einer vaginalen Beckenendlagengeburt sind:
- ein nicht zu großes Kind (keine Makrosomie),
- keine Komplikationen bei vorangegangenen Geburten,
- eine schonungslose und intensive Aufklärung der Mutter über die Risiken.

Die Methoden, die bei der vaginalen Steißgeburt zur Anwendung kommen sind die Manualhilfe nach Bracht (**Abb. 2.28**), Lövset (**Abb. 2.29**) oder Müller (**Abb. 2.30**). Bei der Entwicklung nach Lövset und Müller muss der Kopf nach Veit-Smellie (**Abb. 2.31a–b**) entwickelt werden, bei Bracht folgt er in Einheit mit der Entwicklung des Körpers. Diese Verfahren wurden auch als *halbe Extraktionen* bezeichnet (ältere Bezeichnung).

Die *ganze* **Extraktion** des Kindes kommt dann in Betracht, wenn wegen einer Gefährdung des Kindes schnelles Handeln geboten ist. Bei der ganzen Extraktion kommt es fast immer zum Hochschlagen der Arme, die dann mit dem Verfahren der „klassischen Armlösung" entwickelt werden müssen (**Abb. 2.32**). Die Kopflösung erfolgt wiederum nach Veit-Smellie.

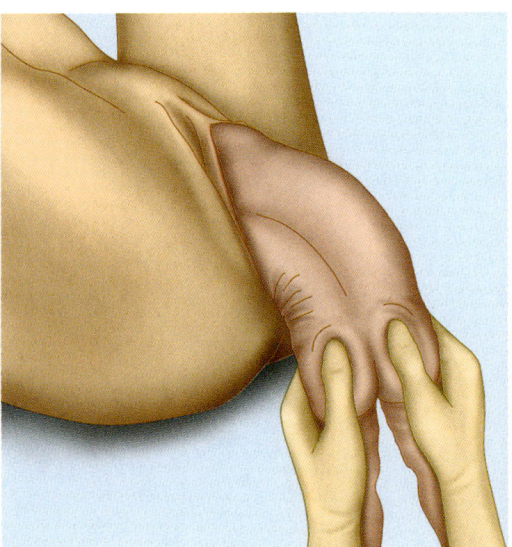
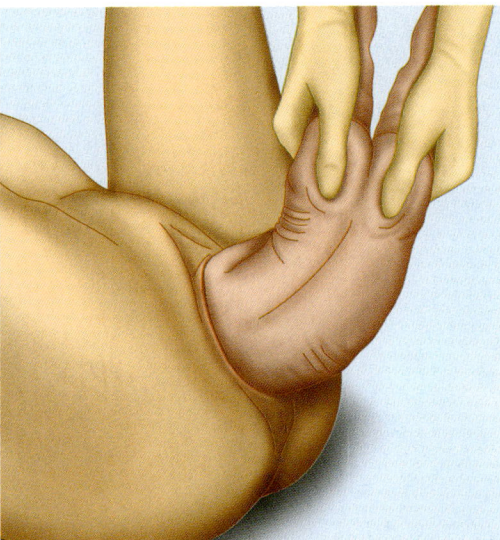

Abb. 2.30 Armlösung nach Müller (Ausschnitt).

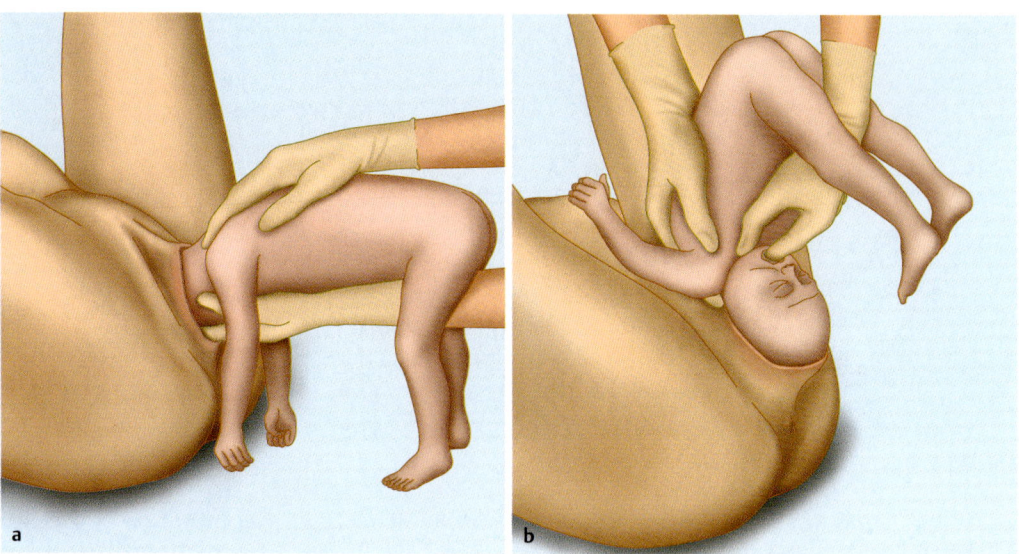

Abb. 2.31a–b Kopfentwicklung nach Veit-Smellie. **a** 1. Phase. **b** 2. Phase.

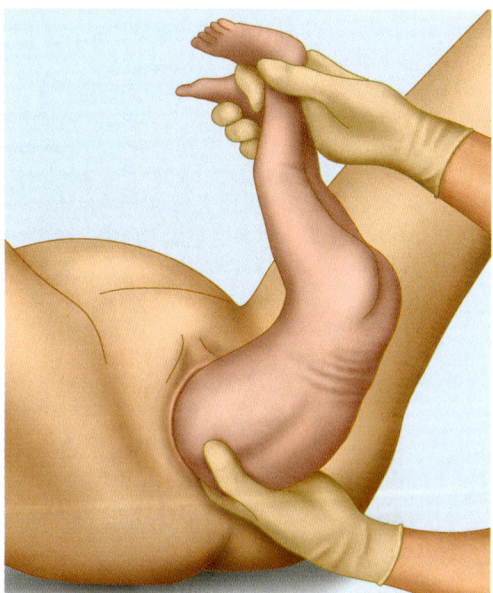

Abb. 2.32 Klassische Armlösung der hochgeschlagenen Arme.

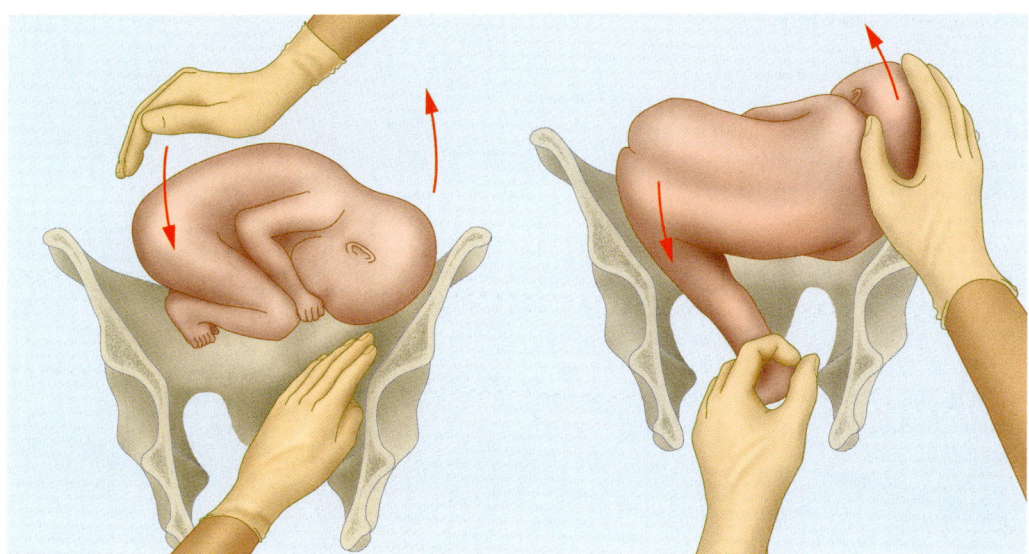

Abb. 2.33 Innere Wendung einer Querlage.

Querlage

Die vaginale Entbindung aus Querlage (heute nur noch in Notsituationen) erfolgt durch Extraktion nach vorheriger *innerer (kombinierter) Wendung* (**Abb. 2.33**).

Vor Wehenbeginn oder unter Tokolyse kann der Versuch einer äußeren Wendung unternommen werden (**Abb. 2.34**). Dieses Verfahren ist jedoch nicht ganz ohne Risiko (Gefahr der vorzeitigen Plazentalösung) und sollte deshalb nur unter klinischer Kontrolle und in Sektiobereitschaft durchgeführt werden. Die kombinierte Wendung sowie die ganze Extraktion werden in Narkose durchgeführt.

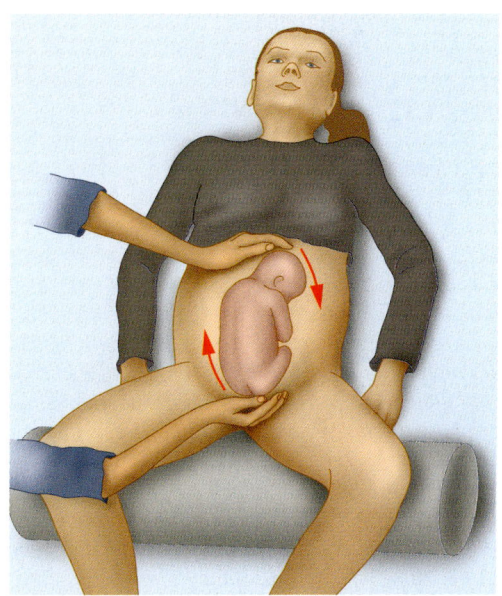

Abb. 2.34 Äußere Wendung vom Steiß auf den Kopf.

Geburtsverletzungen

Bei jeder Geburt, besonders bei Zangenentbindungen und Vakuumextraktionen, sowie bei der Geburt von sehr großen Kindern, kann es spontan oder durch das Anlegen einer Episiotomie zu Verletzungen der Geburtswege kommen.

Episiotomie

Eine Episiotomie (Dammschnitt) ist manchmal auch bei unkomplizierten Spontangeburten erforderlich, besonders dann, wenn der Damm unkontrolliert zu reißen droht. Man unterscheidet eine mediane, eine laterale und eine medio-laterale Episiotomie, sowie einen tiefen Becken-Boden-Dammschnitt (**Abb. 2.35**).

> Bei einer Frühgeburt erfolgt in jedem Fall ein Dammschnitt, um die Druckbelastung auf den kindlichen Kopf zu reduzieren.

Die Meinungen über die Vor- und Nachteile einer Episitomie werden auch heute noch kontrovers diskutiert. Sicherlich ist die Vorstellung zutreffend, dass ein Dammschnitt den Beckenboden entlastet. Dies gilt besonders für Erstgebärende.

Ohne Entlastung des Dammes kann es zu unsichtbaren Verletzungen des Beckenbodens kommen, die spätere Senkungszustände mit Inkontinenzen begünstigen. Entscheidend ist dabei das Auseinanderweichen der Bindegewebsstrukturen, die sich *auch durch Beckenbodengymnastik nicht* korrigieren lassen! In dieser Hinsicht ist die Episiotomie zur Vermeidung dauerhafter Schäden im Bindegewebe des Beckenbodens bei Erstgebärenden durchaus sinnvoll. Von einer Episiotomie profitiert in erster Linie die I.-Para. Die Episiotomie soll den Beckenboden entlasten bevor es zu einer Ruptur kommt. Wenn die Ruptur erfolgt, ist es für eine Entlastung schon zu spät.

Anders verhält es sich bei Mehrgebärenden. Hier ist der Nutzen einer Episiotomie nicht mehr so ersichtlich. Der Beckenboden ist offenbar durch die vorangegangenen Geburten so vorbelastet, dass eine Episiotomie keinen vorbeugenden Effekt mehr hat.

Die Tatsache, dass ein Dammschnitt für die Gebärende mehr oder weniger schmerzhaft ist, darf nicht unterschätzt werden. Zudem kann es trotz guter chirurgischer Versorgung zu Störungen der Wundheilung kommen, was spätere funktionelle Probleme und kosmetischen Nachteile zur Folge haben kann.

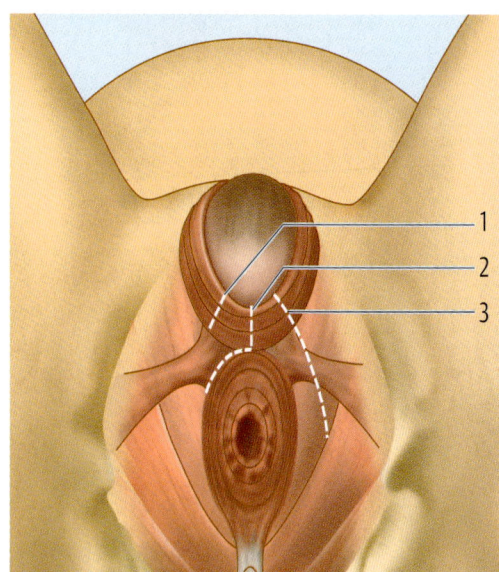

Abb. 2.35 Muskeln, die vom Dammschnitt getroffen werden.
1. Seitliche Episiotomie, die den M. bulbocavernosus quer durchtrennt.
2. Mediane Episiotomie mit zirkulärem Verlängerungsschnitt bei Bedarf.
3. Tiefer Scheiden-Damm-Beckenbodenschnitt, der den M. bulbocavernosus und einen Teil des M. levator ani durchtrennt.

Auch dies muss bei einer Entscheidung für oder gegen einen Dammschnitt berücksichtigt werden.

Im Heilungsverlauf unterscheiden sich Episiotomien und Dammrisse nach korrekter chirurgischer Versorgung nicht wesentlich (mit Ausnahme des DR III°), wohl aber manchmal im kosmetischen Ergebnis. Es ist plausibel, dass sich ein glatter Episiotomieschnitt besser versorgen lässt als ein tiefer Riss mit bizarren Wundrändern. Entsprechend fallen dann die Narbenverhältnisse aus. Bei Rissverletzungen kommt es zudem häufiger zu Gewebstraumatisierungen, die nicht mehr gut durchblutet sind und somit zu Nekrotisierung mit sekundärer Wundheilung neigen. Sekundärheilungen sind nach groben Rissverletzungen deutlich häufiger.

> Grundsätzlich verhalten sich Frauenärzte in Bezug auf eine Episiotomie bei Erstgebärenden eher „großzügiger", bei Mehrgebärenden eher zurückhaltender. Von Hebammen werden Episiotomien grundsätzlich mehr abgelehnt als befürwortet.

Für Physiotherapeuten stellt sich in erster Linie die Aufgabe der Rekonditionierung der Beckenbodenmuskulatur durch gezielte Therapie unter Berücksichtigung der Wundheilung.

> *Was die Gebärhaltung angeht, scheint sich die Erkenntnis durchzusetzen, dass eine vertikale Entbindungsposition gegenüber der horizontalen für den Beckenboden schonender ist. Dies besonders dann, wenn gleichzeitig das Pressen in der Austreibungsphase durch das sog. „Schieben" ersetzt wird. (Näheres dazu in: Heller, Geburtsvorbereitung, Thieme 1999)*

Dammriss

Neben der Episiotomie ist der Dammriss die häufigste Weichteilverletzung. Dammrisse werden chirurgisch versorgt (genäht). Je nach Ausmaß der Verletzung unterscheidet man:

- Dammriss I Grades: oberflächlicher Einriss,
- Dammriss II Grades: mit Einriss der Dammmuskulatur,
- Dammriss III Grades: Riss des M. sphinkter ani externus und evtl. Einriss des Rektums.

Scheidenriss, Zervixriss und Uterusruptur

Scheiden- und Zervixrisse treten häufig bei der Geburt makrosomer Kinder oder bei Deflexionsstellungen des kindlichen Kopfes auf. Auch bei operativen Entbindungen wie Zangen- und Vakuumextraktion sind sie oft nicht zu vermeiden.

Rissverletzungen des Uterus können verschiedene Ursachen haben:

- Veränderungen der Uteruswandung, z.B. nach einer Myomenukleation oder dem Zustand nach vorangegangener Sektio;
- protrahierter Geburtsverlauf;
- Geburtsstillstand trotz kräftiger Wehentätigkeit, z.B. bei einem Missberhältnis zwischen kindlichem Kopf und mütterlichem Becken.

> *Bei einer guten Geburtsleitung mit entsprechender Überwachung der Gebärenden sollte heute eine Ruptur des Uterus unter der Geburt ein seltenes Ereignis sein!*

Diese Risse werden in typischer Weise chirurgisch versorgt. Bei der Uterusruptur (**Abb. 2.36**) lässt sich ein operatives Vorgehen mit Eröffnung der Leibeshöhle und evtl. sogar Entfernung der Gebärmutter meist nicht vermeiden.

Symphysenlockerung

Unter der Geburt kann es zu einer Lockerung oder einer Ruptur (Sprengung) der Symphyse kommen. Mit einem Stützgürtel für den Beckenring kann versucht werden, die Stabilität wieder herzustellen. (s. Kap. 2.3.2, S. 99).

> *Die Physiotherapie hat bei der Symphysenlockerung das Ziel, den Beckenring zu entlasten und mit stabilisierenden Übungen den Heilungsverlauf zu unterstützen. Ziel ist eine vollständige Wiederherstellung der Stabilität des Beckenrings. Der Heilungsverlauf ist langwierig.*

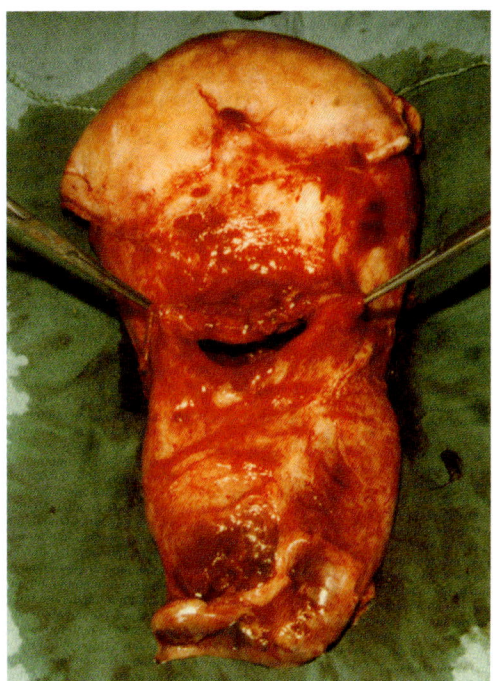

Abb. 2.36 Uterusruptur.

2.2.6 Nachgeburtsperiode

Mit der Geburt des Kindes ist der Geburtsvorgang noch nicht beendet! Es folgt die Nachgeburtsperiode. Dabei löst sich wenige Minuten nach der Geburt des Kindes die Plazenta unter Wehen (Nachgeburtswehen) von der Uterusinnenwand ab. Die Lösung erfolgt durch Flächenverschiebung, indem sich die Uteruswand nach Austritt des Kindes verkleinert, wird die Plazenta abgeschert. Dabei kommt es zu einer Lösungsblutung von ca. 350 ml.

Man erkennt die Lösung der Plazenta an den so genannten *Lösungszeichen* (Schröder, Ahlfeld, Küster, Strassmann). Das wichtigste Lösungszeichen ist das Zeichen nach Schröder, wobei nach Lösung der Plazenta der Uterus deutlich an Festigkeit zunimmt und der Fundus etwas nach links oder rechts auslädt.

Die gelöste Plazenta sollte unverzüglich aus dem Uterus entfernt werden, damit sich die Gebärmutter gut kontrahieren kann und die Lösungsblutung durch Kompression der eröffneten utero-plazentaren Gefäße sistiert. In diesem Zusammenhang ist es auch wichtig, auf Entleerung der Harnblase zu achten, denn eine volle Blase verhindert die Kontraktion des Uterus. Gelingt es der Patientin nicht, durch erneutes forciertes Pressen die Plazenta zu gebären, kann diese – bei sicherer Lösung (Lösungszeichen positiv) – durch *vorsichtiges* Ziehen an der Nabelschnur („cord traction") entfernt werden. Die Gefahr besteht dabei in einem Abriss der Nabelschnur, was zwangsläufig zu einer manuellen Plazentalösung führen würde.

Credé-Handgriff
Ist die Plazenta noch nicht vollständig gelöst, kann der Geburtshelfer versuchen, mit der Hand eine Wehe anzureiben, um dann durch Druck auf den Fundus uteri die Ablösung und Austreibung der Plazenta zu erreichen (*Credé-Handgriff*). Dabei besteht jedoch die Gefahr der Traumatisierung der Plazenta mit nachfolgenden Gerinnungsstörungen bei der Mutter.

Manuelle Plazentalösung
Löst sich die Plazenta nicht von der Uterusinnenwand ab, muss sie manuell gelöst werden. Dieser Eingriff erfolgt prinzipiell in Narkose. Dabei geht der Operateur unter streng sterilen Bedingungen mit der Hand in den Uterus und löst die Plazenta von der Uteruswand stumpf ab. Die Gebärmutter darf dabei nicht verletzt werden (**Abb. 2.37**).

Komplikationen in der Nachgeburtsperiode

In der Nachgeburtsphase kann es noch zu bedrohlichen Komplikationen für die Mutter kommen. Vor

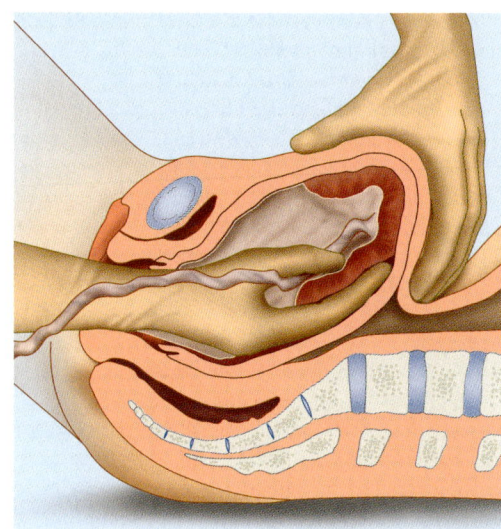

Abb. 2.37 Die manuelle Plazentalösung wird in Narkose durchgeführt.

allem bei den letzten vier der im Folgenden genannten Ereignissen.
- Verzögerte Lösung mit starker Lösungsblutung. Mögliche Ursache Veränderung der Uterusinnenwand.
- Unvollständige Plazenta: die Plazenta wird ausgestoßen, erweist sich aber bei der Überprüfung als nicht vollständig.
- Placenta adhaerens (**Abb. 2.38**): fest haftende Plazenta.
- Placenta increta oder accreta (**Abb. 2.39**): in die Uteruswand eingewachsene Plazenta.
- Atonische Nachblutung: Uterus kontrahiert sich nicht oder wird immer wieder atonisch.
- „Stille" Rupturen: spät bemerkbare Rissverletzungen, die erst in der Nachgeburtsperiode zu bluten beginnen.

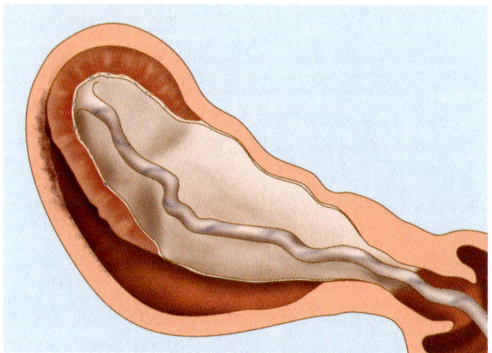

Abb. 2.38 Placenta adhaerens.

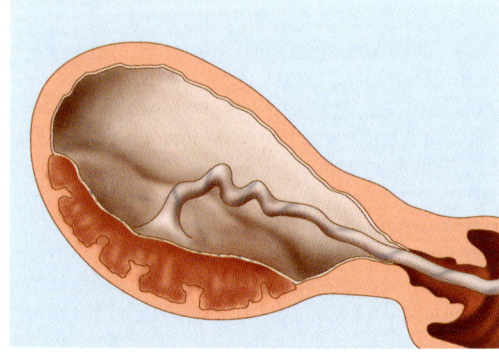

Abb. 2.39 Plazenta accreta.

- Nachblutungen aufgrund von Gerinnungsstörungen (Koagulopathien), entstehen durch Einschwemmung von Thrombokinase aus der Placenta in den mütterlichen Kreislauf (z. B. beim Credé-Handgriff, s. o.).

Therapie

Bei den Komplikationen, welche die Ablösung der Plazenta betreffen, wird eine manuelle Nachtastung oder manuelle Plazentalösung mit Nachkürettage durchgeführt, um sich von der vollständigen Entfernung der Plazenta zu überzeugen. Dies ist besonders wichtig, da es bei unvollständiger Plazenta weiter blutet! Diese Eingriffe erfolgen stets in Narkose.

Bei der atonischen Nachblutung muss zunächst die Vergewisserung einer bisher nicht erkannten Rissblutung vorangehen. Ist eine solche ausgeschlossen, wird der Uterus manuell komprimiert („Halten des Uterus") und medikamentös zur Kontraktion angeregt. Eisbeutel und Sandsack sind zusätzliche gute Hilfsmittel. Gelingt es mit diesem Vorgehen nicht, die Blutung zum Stillstand zu bringen, besteht der Verdacht auf eine ernste Gerinnungsstörung. Dies macht intensiv-medizinische Maßnahmen erforderlich! Die Patientin erhält gerinnungsfördernde Mittel wie Human-Fibrinogen und Gerinnungsfaktoren, evtl. sind Bluttransfusionen nötig.

Mütterliche Mortalität

Unter mütterlicher Mortalität (Müttersterblichkeit) versteht man den Tod einer Frau während ihrer Gravidität oder in den folgenden 42 Tagen (6 Wochen) nach der Geburt, wenn der Tod in unmittelbarem Zusammenhang mit der Schwangerschaft, Geburt oder dem Wochenbett steht, nicht aber z. B. durch einen Unfall oder andere Ereignisse verursacht ist.

Die Häufigkeit der Müttersterblichkeit bezieht sich auf 100 000 Lebendgeborene. Sie ist in den letzten Jahren stark zurückgegangen. Während sie zwischen 1950 und 1960 noch weit über 0,1‰ lag (10 Todesfälle auf 100 000 Lebendgeborene), beträgt sie heute zwischen 0,02 und 0,03‰ (Perinatalstatistik Rheinland-Pfalz, 1996).

2.3 Wochenbett (Puerperium)

Das Wochenbett dauert von der Geburt bis zur vollständigen Rückbildung des Uterus. Dieser Zeitraum beträgt etwa 6–8 Wochen, davon ca. 10 Tage Frühwochenbett.

Die regelrechte Rückbildung des Uterus lässt sich in erster Linie am Fundusstand und am Wochenfluss (Lochien) erkennen.

Fundusstand

Am ersten Tag post partum steht der Fundus uteri dicht unterhalb des Nabels. Nach 24 Stunden steht er wegen der Regeneration des Beckenbodens wieder etwas höher. Danach senkt sich der Fundus pro Tag um ca. einen Querfinger. Am 10. Tag post partum steht der Fundus dicht oberhalb der Symphyse (**Abb. 2.40**).

Lochien

Die Lochien (Wochenfluss) sind die Absonderungen (das Wundsekret) der Gebärmutter nach der Geburt. Sie verändern sich in Abhängigkeit der Heilung der Plazentahaftstelle und der Wiederherstellung des Endometriums.

- *Lochia rubra*: blutig bis zum 4. Tag,
- *Lochia fusca*: bräunlich (altes Blut),
- *Lochia flava*: gelblich (Leukozyten),
- *Lochia alba*: weißlich (nach 3 Wochen),
- nach 6 Wochen sistiert der Wochenfluss.

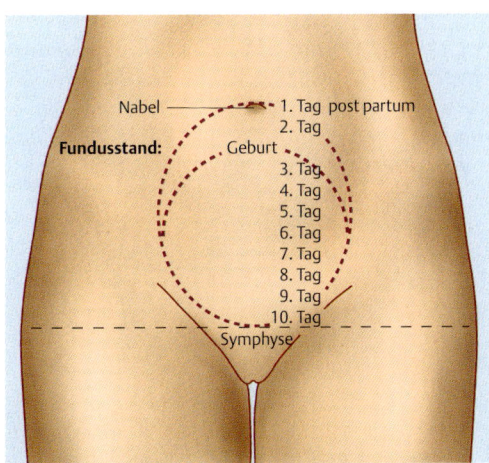

Abb. 2.40 Fundusstände des Uterus nach der Geburt und im Wochenbett.

2.3.1   Betreuung der Wöchnerin

Die Betreuung der Wöchnerin erfolgt im Team von Hebamme, Gynäkologen und Physiotherapeuten. Dabei sollte jeder der Beteiligten auf Veränderungen achten, die Hinweise auf eine Störung des Wochenbettverlaufs geben. Besonders beachtet werden sollte:

- die regelrechte Rückbildung des Uterus. Neben der Veränderung des Fundusstandes und der Menge und Beschaffenheit der Lochien ist die spontane Miktion wichtig. Eine volle Blase verzögert die Rückbildung und begünstigt das Auftreten einer aufsteigenden Infektion.
- Veränderungen der Brüste und Störungen der Laktation. Die Anleitung zum Stillen ist in erster Linie Aufgabe der Hebamme und der Säuglingsschwester. Stillprobleme dürfen nicht bagatellisiert werden. Besonders bei Erstgebärenden kommt es auf eine gute Kooperation und Absprache der Beteiligten an.
- mögliche Thromboseneigung. Postpartal besteht eine erhöhte Thromboseneigung, besonders bei Frauen mit starken Varizen.
- Rückbildungs-/Wochenbettgymnastik (s. u.).
- Psychologische Betreuung, wenn erforderlich. Das „rooming-in" hat in der Regel einen günstigen Einfluss auf die Psyche der Mutter, birgt aber auch Risiken.
- Hygiene. Aufklärung, wenn erforderlich.
- Ernährungsberatung. Die Ernährung spielt bei stillenden Müttern eine große Rolle.
- Kontrolle des Blutdrucks, Labor (Hb und Urinkontrollen), etc.

Wochenbettgymnastik

Die Wochenbettgymnastik setzt am 1. Tag post partum ein und richtet sich nach dem Zustand der Wöchnerin. Angestrebt wird eine frühe Mobilisierung, um Störungen von Atmung, Kreislauf und Zirkulation zu vermeiden. Ziele der Wochenbettgymnastik sind:

- Thromboseprophylaxe,
- Kräftigung der gedehnten Bauch- und Beckenbodenmuskulatur,
- Förderung der Nachwehentätigkeit (Rückbildung des Uterus, Anregung des Wochenflusses).

Die Wochenbettgymnastik ist eine wichtige Aufgabe der Physiotherapeuten in der Geburtshilfe. Für die Regeneration der Bauchdecke und des Beckenbodens ist sie unerlässlich. Wegen der Bedeutung der Wochenbettgymnas-

tik und deren Zielsetzung müssen die Therapeuten den Fundusstand und den Zustand der Bauchdecke (Rektusdiastase) beurteilen können und sich bei der Wöchnerin nach den Lochien und der Blasenfunktion erkundigen (s. Literaturhinweise im Anhang).

2.3.2   Komplikationen im Wochenbett

Endometritis puerperalis

Die Endometritis (Gebärmutterschleimhautentzündung) im Wochenbett kann zur Wochenbettsepsis führen, wenn die Behandlung nicht rechtzeitig einsetzt.

Ursachen
Eine verzögerte Rückbildung des Uterus mit Lochialstau kann die Aszension von Keimen begünstigen. Keime im äußeren Genitalbereich sind im Wochenbett reichlich vorhanden. Da die Uterusrückbildung durch eine nicht entleerte Harnblase behindert wird, ist die Miktion besonders wichtig. Vor allem nach operativen vaginalen Entbindungen haben viele Wöchnerinnen keine Kontrolle über ihre Blasenfunktion. Kommt die Miktion spontan nicht in Gang, muss notfalls katheterisiert werden.

Symptome
Zu geringer, fötider Wochenfluss.

Therapie
- Uterustonika zur Förderung der Uterusrückbildung,
- bei Temperaturerhöhung ein mit dem Stillen verträgliches Antibiotikum.

Aufsteigende Harnwegsinfektionen

Ursachen
- Miktionsstörungen,
- volle Blase.

Symptome
- Brennen bei der Miktion,
- Temperaturerhöhung,
- pathologischer Urinbefund.

Therapie
Harngängiges, mit dem Stillen verträgliches Antibiotikum.

Mastitis puerperalis.

Brustdrüsenentzündung.

Ursachen
- Milchstau mit Keiminvasion in die Milchgänge oder durch die Haut,
- unsachgemäße Stillanleitung,
- mangelhafte Hygiene.

Symptome
- Schmerzhafte Rötung der Haut,
- Temperaturerhöhung.

Therapie
- Kühlende Umschläge,
- korrekte Stillanleitung,
- bei Temperaturerhöhung Antibiotika,
- evtl. Abpumpen der betroffenen Brust und Verwerfen der Milch wegen des Keimbefalls.

Falls es zur Bildung eines mastitischen Abszesses kommt, erfolgt eine Inzision mit Drainage.

Thrombophlebitis, Thrombose

Ursache
Thromboseneigung in Wochenbett, hauptsächlich bei Varikose.

Symptome
Schmerzhafte Rötung und Druckschmerz im Verlauf der befallenen Venen.

Therapie
- Kompressionsstrümpfe (am besten schon zur Vorbeugung),
- lokale Behandlung mit Heparinsalbe,
- Kühlung,
- bei Bedarf medikamentös (Heparin, Antiphlogistica).

Psychosen im Wochenbett

Seltenes psychotisches Bild im Wochenbett. Häufig erst 2–3 Wochen post partum. 1–2 Fälle auf 1000 Geburten. Hohe Rezidivgefahr bei erneuten Schwangerschaften.

Ursache
- Entsprechende (erbliche?) Disposition,
- hormonelle Umstellung,
- Furcht vor Rollenkonflikten.

Symptome
Manisch-depressive Verhaltensstörungen.

Therapie
- Psychiatrische Intervention,
- u. U. medikamentöse Behandlung (Tranquilizer, Antidepressiva, etc.).

Probleme am knöchernen Becken

Veränderungen am knöchernen Becken wie Symphysendiastase, Symphysenlockerung und Symphysenruptur können Folge der hormonellen Umstellung oder eines Geburtstraumas sein. Die Beschwerden reichen von Druckschmerzen im Bereich der Symphyse bis hin zu Dauerschmerzen mit Ausstrahlung in die Leisten und die Beine. Bei erheblichen Lockerungen kann das Gangbild gestört sein.

Therapie
- Orthopädische Versorgung mit Beckenring-Stützgürtel,
- Physiotherapie.

> *Die Physiotherapie hat die Aufgabe, eine aktive Stabilisation und Entlastung herbei zu führen und die Schmerzen zu lindern. Ausführliche Informationen finden sich in der physiotherapeutischen Fachliteratur, z. B. bei Heller A. Nach der Geburt, Wochenbett und Rückbildung. Stuttgart: Thieme, 2002.*

2.3.3   Betreuung des Neugeborenen

Die Versorgung und Betreuung des Neugeborenen ist Gegenstand der Krankheitslehre Pädiatrie.

2.4   Mehrlingsschwangerschaften

> *Mehrlingsschwangerschaften sind Schwangerschaften, bei denen sich zwei oder mehr Fruchtanlagen gleichzeitig entwickeln.*

Bei Mehrlingsschwangerschaften kommt es in den letzten Wochen der Schwangerschaft fast immer zu einer Wachstumsverlangsamung und zu einer frühzeitigen Beendigung der Schwangerschaft. Für die Kinder besteht ein erhöhtes perinatales Risiko.

Häufigkeit
Es besteht eine auffällige familiäre Disposition. Nach der *Hellin-Regel* treten Mehrlingsschwangerschaften mit folgender Häufigkeit auf:
- Zwillinge: 1 auf 85 = 1,18% aller Geburten,
- Drillinge: 1 auf 85^2; = 0,014% aller Geburten,

- Vierlinge: 1 auf 85^3; = 0,00016% (1-mal auf 614125 Geburten),
- Fünflinge: 1 auf 85^4 =1-mal auf 52200625 Geburten.

70% aller Zwillinge sind zweieiig, 30% sind eineiig (Pfleiderer, 2001).

Bei zweieiigen Zwillingen verschmelzen 2 Spermien mit 2 Eizellen, die Kinder sind erbverschieden und wachsen mit jeweils eigener Plazenta in einer eigenen Fruchthöhle heran (**Abb. 2.41**).

Eineiige Zwillinge entstehen aus einer befruchteten Eizelle, die sich in einem frühen Stadium vollständig teilt. Sie haben das gleiche Erbgut. Je nachdem zu welchem Zeitpunkt die Trennung der Fruchtanlage erfolgt, haben sie gemeinsame oder getrennte Fruchtblasen und Zottenhäute (**Abb. 2.42**).

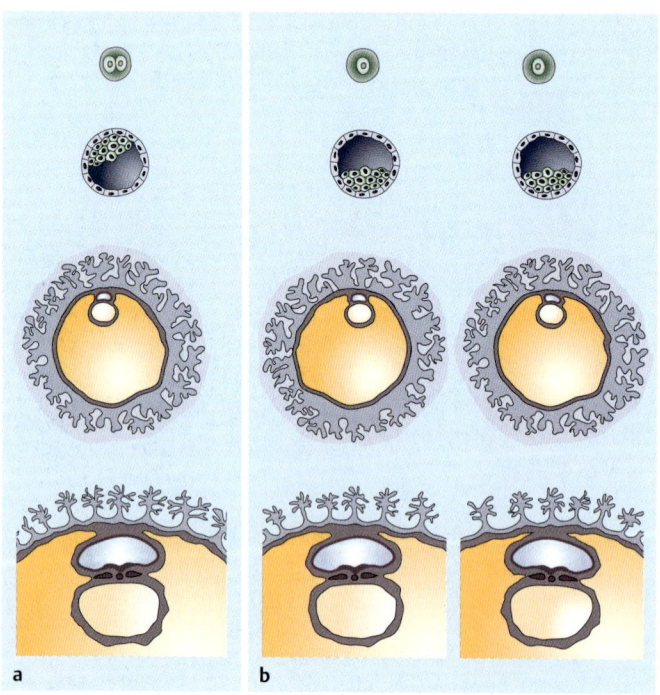

a   b

Abb. 2.41 Links: Einlingsschwangerschaft. Rechts: Zwillingsschwangerschaft, dichorisch-diamniotisch, zwei Dottersäcke.

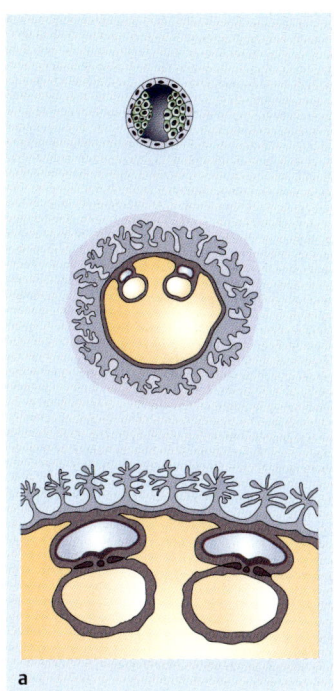
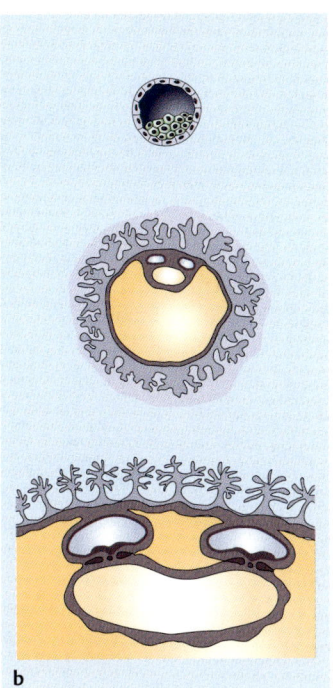

a   b

Abb. 2.42 Links: Zwillingsschwangerschaft, monochorisch-diamniotisch, zwei Dottersäcke. Rechts: Zwillingsschwangerschaft, monochorisch-diamniotisch, ein Dottersack.

Bei der hormonellen Sterilitätsbehandlung, wie sie heute angewandt wird, kommt es weitaus häufiger zu Mehrlingsschwangerschaften, als es nach der Hellin-Regel zu erwarten wäre. Unter der hormonellen Stimulation erfolgt nicht selten eine *Polyovulation*, wobei bis zu sechs Eizellen oder mehr frei werden können. Werden diese Eizellen alle befruchtet, kommt es zu Mehrlingsgeburten, wie der Zeitungsbericht zeigt (**Abb. 2.43**). Diese Mehrlinge sind dann von verschiedenem Erbgut.

Sechs auf einen Streich

WICHITA. (dpa) Sechslinge sind am Wochenende im US Bundesstaat Kansas geboren worden und machen nach Angaben ihrer Kinderärztin bereits „fantastische Fortschritte". Vier der Kleinen atmeten allein, eines bekomme bereits die Flasche, sagte Katherine Schooley gestern. Rago, der kleine Heimatort der Eltern rund 65 Kilometer südlich von Wichita mit bislang zwölf Einwohnern, bereitet sich auf die „Bevölkerungsexplosion" vor. „Das wird chaotisch, vor allem wenn die Kinder erst mal zwei Jahre alt sind", sagte einer. „Wenigstens wird es Rago berühmt machen."
Sondra Headrick (33) hatte die Kinder in der 31. Schwangerschaftswoche in Wichita zur Welt gebracht. Vater Eldon (32) war bei der Geburt dabei. Die beiden haben bereits eine vierjährige Tochter. Die Mutter war mit Hormonen behandelt worden.

Abb. 2.43 Bericht aus einer Tageszeitung.

2.5   Extrauterine Schwangerschaften

Im Grunde beginnt jede Schwangerschaft extrauterin, da die Befruchtung der Eizelle in der Tube erfolgt. Die befruchtete Eizelle (Zygote) nistet sich erst nach ca. 6 Tagen in das hormonell vorbereiteten Endometrium ein (s. Kap. 2.1.1, S. 64).

Die Gründe für eine extrauterine Nidation der Zygote sind in der Mehrzahl mechanische. So kann eine abgelaufene Eileiterentzündung Verklebungen innerhalb des Lumens verursacht haben, die den viel kleineren Spermien kein Hindernis bieten, der befruchteten größeren Eizelle aber den Weg in den Uterus verlegen. Auch eine Befruchtung der noch im Ovar befindlichen Eizelle innerhalb des Follikels ist in seltenen Fällen möglich.

Eine befruchtete Eizelle kann sich sogar in der freien Bauchhöhle einnisten, wenn der Fimbrientrichter nicht in der Lage ist, die bei der Ovulation frei werdende Eizelle aufzunehmen. **Abb. 2.44** zeigt mögliche Nidationsstellen.

Tubargravidität

Die häufigsten Extrauteringraviditäten sind die Tubargraviditäten (Häufigkeit über 95 %!).

Diagnose
Klinisch läuft zunächst alles ab wie bei einer normalen Schwangerschaft. Der Schwangerschaftstest wird positiv, die Patientin fühlt sich schwanger, bis ca. 3 bis 4 Wochen nach Ausbleiben der Periode eine uterine Blutung und einseitige Unterbauchschmerzen auftreten. Die Blutung ist eine hormonelle Abbruchblutung auf Grund des Progesteronentzugs. Der Palpationsbefund ist oft nicht eindeutig, bei der Douglaspunktion wird Blut aspiriert. Endgültige Klarheit bringt die Laparoskopie.

Symptome
- *Intakte Tubenschwangerschaft:* allgemeine Schwangerschaftserscheinungen, keine uterine Blutung, keine Schmerzen.
- *Nicht mehr intakte Tubenschwangerschaft:* uterine Blutung, einseitige Schmerzen.
- *Tubenabort:* der häufigste Verlauf ist der Tubenabort, bei dem es zu einem Ausstoßen der Schwangerschaft in Richtung Bauchhöhle kommt. Dabei kommt es zu einer intraabdominellen Blutung, verbunden mit zunehmenden wehenartigen Schmerzen. Neben oder hinter dem Uterus bildet sich ein tastbarer Befund (**Abb. 2.45a**).
- *Tubenruptur:* Dramatischer ist der Verlauf bei der Tubenaruptur, die eine letale Gefährdung der Schwangeren mit sich bringt (**Abb. 2.45b**). Bei plötzlichen akuten Schmerzen (akutes Abdomen) führt die arterielle Blutung in die Bauchhöhle zu Schocksymptomen mit Zeichen der inneren Verblutung.

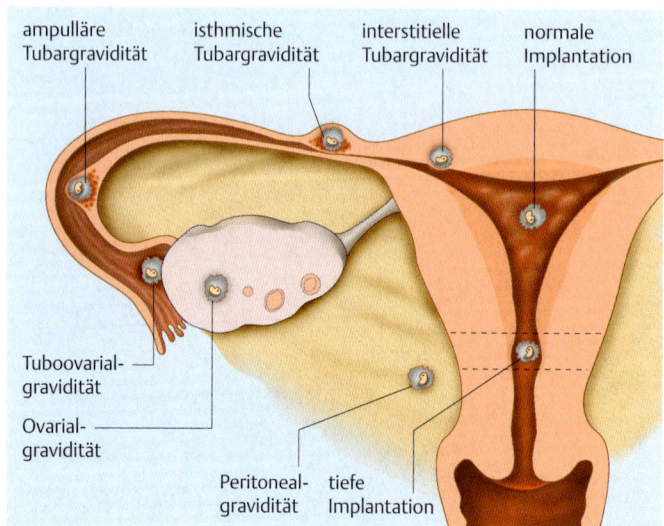

Abb. 2.44 Nidationsmöglichkeiten extrauteriner Schwangerschaften.

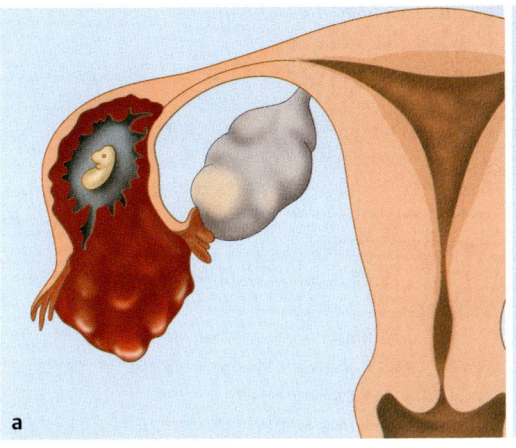 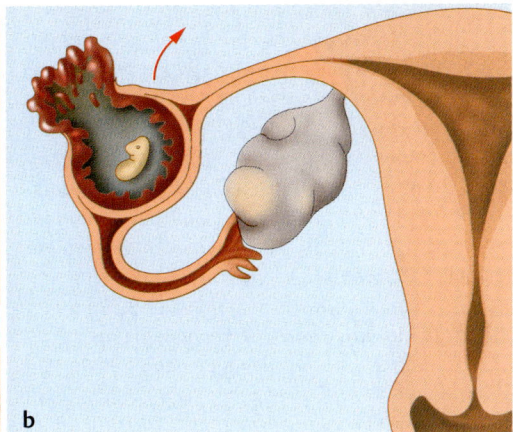

Abb. 2.45a Tubenabort. **b** Tubenruptur.

Therapie
Wenn die klinischen Erscheinungen zurückgehen, die uterine Blutung sistiert und der Schwangerschaftstest negativ wird, kann unter strenger Beobachtung der Patientin abgewartet werden. Man geht davon aus, dass einige Extrauteringraviditäten klinisch gar nicht oder nur wenig in Erscheinung treten und spontan ausheilen.

Ansonsten erfolgt ein endoskopischer Eingriff oder eine Laparotomie. Bei stärkerer intraabdomineller Blutung lässt sich die OP meistens nicht durch die Laparoskopie ersetzen. Als Maßnahme kommt entweder die Entfernung der Tube in Betracht, oder ein tubenerhaltendes Op-Verfahren.

> *Statistisch kommt es nach einer vorangegangenen Tubenschwangerschaft der einen Seite bei einer erneuten Schwangerschaft in etwa 5 % der Fälle zu einer Tubenschwangerschaft auf der anderen Seite.*

2.6 Fehlgeburten

> *Unter einer Fehlgeburt (Abort) versteht man die Beendigung der Schwangerschaft bis einschließlich der 28. Schwangerschaftswoche. Danach sprechen wir von einer Frühgeburt.*

Zu dieser Abgrenzung ist allerdings zu bemerken, dass in einigen Fällen auch eine Frucht, die vor der 28. Woche ausgestoßen wird, am Leben erhalten werden kann. Dies ist in Zukunft um so häufiger zu erwarten, je effektiver sich die Fortschritte auf dem Gebiet der Frühgeborenen-Intensivmedizin entwickeln.

Abortursachen

Die Ursachen für eine Fehlgeburt können bei der Mutter oder beim Kind liegen. Berücksichtigt man auch die eingeleiteten Aborte stellt sich die Verteilung der Ursachen folgendermaßen dar:
- 50 % vonseiten der Frucht,
- 20 % vonseiten der Mutter,
- 30 % artefiziell (eingeleitete Aborte).

Bezogen auf die Gesamtgeburtenzahl beträgt die Häufigkeit der Spontanaborte etwa 10 %.

Fetale Ursachen
- Fehlbildungen der Frucht,
- serologische Unverträglichkeiten mit der Mutter,
- Fehlentwicklungen durch Vitaminmangel der Mutter, z.B. Mangel an Folsäure.

Maternale Ursachen
Veränderungen des Uterus:
- Hypoplasie,
- Lageanomalien,
- Uterus myomatosus,
- Uterusmissbildungen.

Artefizielle Aborte
- Medizinisch indizierte Aborte (Abruptio graviditatis),
- illegale Schwangerschaftsabbrüche (Abortus criminalis).

Ein medizinisch indizierter Abbruch erfolgt meistens durch Kürettage oder Absaugung (Saugkürettage). Ein krimineller Abbruch, früher häufig von Laien mit unsterilen Instrumenten vorgenommen (Stricknadeln u. a. m.), führte oft zu fieberhaften Verläufen mit tödlichem Ausgang. Heute ist dies ein seltenes Ereignis, obwohl die Dunkelziffer illegaler Aborte immer noch als sehr hoch einzuschätzen ist. Für legale Schwangerschaftsabbrüche gibt es gesetzliche Regelungen.

Klinische Verläufe von Fehlgeburten

Abortus imminens
Drohender Abort.
- Leichte Blutung, fetale Herzaktion noch positiv,
- Muttermund geschlossen.

Abortus incipiens
Beginnender Abort.
- Stärkere Blutung, Muttermund beginnt sich zu öffnen,
- Herztöne fraglich.

Abortus incompletus
Unvollständiger Abort.
- Muttermund vollständig,
- Fetus ausgestoßen,
- Plazenta noch nicht ausgestoßen.

Abortus completus
Vollständiger Abort.
- Schwangerschaft komplett ausgestoßen.

Missed abortion
Verhaltene Fehlgeburt.
- Schwangerschaft abgestorben, aber keine Blutung,
- Fetus noch nicht ausgestoßen,
- Muttermund geschlossen.

Tritt bei einem Abortgeschehen Fieber hinzu, spricht man von einem febrilen oder septischen Abort.

Therapie

Um eine sichere Entleerung des Uterus zu erreichen, sollte nach dem Abort eine Kürettage erfolgen. Bei einem sehr frühen Abort kann eventuell abgewartet werden, ob sich der Uterus spontan entleert. Meistens ist dies aber mit einer länger anhaltenden Schmierblutung und mit einer erhöhten Infektionsgefahr verbunden.

Habituelle Abortneigung

Darunter versteht man ein mehrmals hintereinander auftretendes Abortgeschehen, meistens ohne erkennbare Ursache. Bei habitueller Abortneigung sollte auf eine immunologische Ursache untersucht werden.

Glossar

Abort. Fehlgeburt

Abruptio graviditatis. Schwangerschaftsabbruch

Amnion. innere Eihaut, Schafshaut

Amnioskopie. Fruchtwasserspiegelung

Amniotomie. Fruchtblasensprengung

Amniozentese. Fruchtwasserpunktion

Asphyxie. Atemstörung bis zum Atemstillstand

Azidose. Übersäuerung

Beckenenge. engste Stelle des knöchernen Geburtskanals, entspricht dem queren Durchmesser der Beckenausgangsebene

Blastozyste (Blastula). Keimblase

Chloasma uterinum. gelblich braune Pigmentierung im Gesicht bei Schwangeren

Chorion. Zottenhaut, mittlere Eihaut

Coombs-Test. Antiglobulintest zur Diagnose hämolytischer Anämien

Dezidua. Endometrium in der Schwangerschaft, Siebhaut

Diamniotisch. getrennte Eihäute bei Zwillingen

Dichorisch. getrennte Zottenhäute bei Zwillingen

Ektoderm. äußeres Keimblatt

Emesis. gravidarum Schwangerschaftserbrechen

Endometritis puerperalis. Entzündung der Gebärmutterschleimhaut im Wochenbett

Entoderm. inneres Keimblatt

Entwicklung. geburtshilfliche Maßnahme zur Geburt des Kindes

EPH-Gestose. s. Präeklampsie

Episiotomie. Dammschnitt

Forceps-Entbindung. Zangengeburt

Frankenhäuser-Ganglion. parametran und präsakral gelegenes Nervengeflecht

Funiculus umbilicalis. Nabelschnur

Gestose. Schwangerschaftserkrankung

Haase-Regel. gibt das Längenwachstum des Kindes im Mutterleib an

HCG. humanes Choriongonadotropin (Schwangerschaftshormon)

HCG-Test. Schwangerschaftstest (Nachweis von humanem Choriongonadotropin im Blut oder Urin)

Hellin-Regel. gibt die Häufigkeit von Mehrlingsschwangerschaften an

HELLP-Syndrom. schwere Form einer Gestose

Hutmaß. Kopfumfang (Circumferentia frontooccipitalis)

Hydramnion. erhöhte Fruchtwassermenge (über 2000 ml)

Hydrops fetalis (congenitus). Wassersucht infolge einer Rh-Inkompatibilität

Hydrozephalus. Wasserkopf

Hyperemesis gravidarum. übermäßiges Schwangerschaftserbrechen

Ikterus. Gelbsucht

Implantation. s. Nidation

Imprägnation. Eindringen der Samenzelle in die Eizelle

Insertio marginalis. Ansatz der Nabelschnur am Rand der Plazenta

Insertio velamentosa. Ansatz der Nabelschnur in den Eihäutenaußerhalb der Plazenta

Intervillöser Raum. Raum der die Zottenstämme umgibt, angefüllt mit mütterlichem Blut

Kotyledone. Plazenta-Areale

Kristellerhilfe. wehensynchroner Druck unter der Geburt mit flachen Händen auf den Fundus uteri, zur Unterstützung der Austreibung

Laktation. Produktion und Sekretion von Muttermilch

Leitstelle. führender Kindsteil bei der Geburt

Linea arcuata. Linie an der Innenfläche des Darmbeins

Linea fusca. starke Pigmentierung auf der Mittellinie der Bauchwand

Linea terminalis. Trennlinie zwischen großem und kleinem Becken, verläuft vom Promontorium über die Linea arcuata zum Oberrand der Symphyse

Liquor amnii. Fruchtwasser

Lochien. Wochenfluss

Makrosomie. vermehrter Größenwuchs des Fetus

Mazeration. Hauterweichung, Hautablösung

Mekonium. Kindspech, erste Darmentleerung des Neugeborenen

Mesoderm. mittleres Keimblatt

Missed abortion. verhaltene Fehlgeburt

Monochorisch. gemeinsame Zottenhaut bei Zwillingen

Morula. Maulbeerstadium der befruchteten Eizelle

Naegele-Regel. Regel zur Bestimmung des Geburtstermins

Nidation. Einnistung der befruchteten Eizelle in die Gebärmutterschleimhaut

Oxytocin. wehenförderndes Hormon des Hypophysenhinterlappens

Placenta. Mutterkuchen, Nachgeburt

Placenta bipartita. zweigeteilte Plazenta

Placenta velamentosa. zeltförmige Plazenta

Polyovulation. gleichzeitig mehrfache Ovulationen

Post partum, postpart(u)al. nach der Geburt

Präeklampsie. Schwangerschaftserkrankung mit den Symptomen Hypertonie, Proteinurie und Ödemen (syn. EPH-Gestose)

Promontorium. „Vorgebirge", der am weitesten nach ventral ins Becken ragende Teil des lumbosakralen Übergangs

Puerperium. Wochenbett

Rektusdiastase. Auseinanderweichen der geraden Bauchmuskeln an der Mittellinie der Bauchwand, z.B. infolge einer Schwangerschaft

Schulterdystokie. regelwidrige Einstellung der Schultern

Sectio caesarea. „Kaiserschnitt", Schnittentbindung, Sektio

SSW. Schwangerschaftswoche

Tokolyse. (medikamentöse) Wehenhemmung

Trophoblast. äußere Zellschicht der Blastozyste, aus ihr entwickelt sich im weiteren Verlauf einer Schwangerschaft die Plazenta

Umbilikalgefäße. Nabelschnurgefäße

Vakuumextraktion. Entbindung durch Saugglocke

Vasa aberrantia. atypisch in den Eihäuten verlaufende Gefäße

Vernix caseosa. Käseschmiere, zum Schutz der Haut des Fetus vor den Einwirkungen des Fruchtwassers

Zygote. befruchtete Eizelle

Übungsfragen zur Geburtshilfe

Wiederholen und vertiefen Sie die Inhalte und bereiten Sie sich auf das Examen vor. (Die Seitenzahlen in Klammern nennen Ihnen die Fundstellen für die Antworten.)

Beschreiben Sie schwangerschaftsbedingte Veränderungen der Frau. (Seite 65)

Beschreiben Sie die frühen Entwicklungsphasen der befruchteten Eizelle. (Seite 64)

Welche Maßnahmen gehören zur Schwangerenbetreuung? (Seite 69)

Was versteht man unter EPH-Gestosen und unter Rh-Inkompatibilität? (Seite 72, 75)

Schildern Sie einen normalen Geburtsablauf. (Seite 80)

Beschreiben Sie die Zustandsdiagnostik des Neugeborenen. (Seite 83)

Nennen Sie häufige Geburtsverletzungen. (Seite 94)

Was versteht man unter regelwidrigen Geburtsabläufen? (Seite 85)

Welche operativen Geburtsmaßnahmen gibt es? (Seite 88)

Beschreiben Sie die normale und die pathologische Nachgeburtsperiode. (Seite 95, 96)

Schildern Sie den Wochenbettverlauf und möglichen Störungen. (Seite 97, 98)

Was versteht man unter extrauterinen Schwangerschaften? (Seite 102)

Literatur und weiterführende Literatur

Beer A.-M. Naturheilverfahren in der Gynäkologie. Köln: Deutscher Ärzteverlag; 1999.

Brehm H.K. Frauenheilkunde und Geburtshilfe für Pflegeberufe. Stuttgart: Thieme; 1995.

Distler W, Rhien A. Notfälle in der Gynäkologie und Geburtshilfe. Berlin: Springer; 2001.

Drews U. Taschenatlas Embryologie. Stuttgart: Thieme; 1983.

Dudenhausen W, Pschyrembel JW. Praktische Geburtshilfe. 15. Auflage. Berlin: De Gruyter; 1986.

Feige A, Krause M. Beckenendlage. München: Urban & Fischer; 1998.

Freundl G, Tigger J. Gynäkologische Endokrinologie für die Praxis. Lübeck: G. Fischer; 1995.

Goerke K, Steller J, Valet A. Klinikleitfaden Gynäkologie, Geburtshilfe. 5., neu bearbeitete Auflage. München: Urban & Fischer; 2000.

Heller A. Geburtsvorbereitung Methode Menne-Heller. Stuttgart: Thieme; 1998.

Heller A. Nach der Geburt, Wochenbett und Rückbildung. Stuttgart: Thieme; 2002.

Hermanek P, Scheibe O, Spiessl B, Wagner G. TNM, Klassifikation maligner Tumoren. 4. Auflage. Berlin: Springer; 1987.

Hochuli E. Geburtshilfe, Gynäkologie und Grenzgebiete. Bern: Huber Verlag; 1996.

Kirschbaum M. Checkliste Gynäkologie und Geburtshilfe. Stuttgart: Thieme; 2001.

Malmström T, Jansson I, Use of the vacuumextractor. Clin. Obstet. Gynec. 1965; 8: 893.

Martius G. Lehrbuch der Gynäkologie und Geburtshilfe. Stuttgart: Thieme; 1996.

Martius G. Geburtshilflich-perinatologische Operationen. Stuttgart: Thieme; 1986.

Martius G, Schmidt-Gollwitzer M. Differentialdiagnose in Geburtshilfe und Gynäkologie. Stuttgart: Thieme; 1984.

Martius H. Die geburtshilflichen Operationen. 8. Auflage. Stuttgart: Thieme; 1958.

Martius H. Lehrbuch der Geburtshilfe. 4. Auflage. Stuttgart: Thieme; 1959.

Merz E. Sonografische Diagnostik in der Geburtshilfe und Gynäkologie, Band 1 und 2. Stuttgart: Thieme; 1997.

Netter F.H. Farbatlanten der Medizin, Band 3, The Ciba Collection of Medical Illustrations. 2. Auflage. Stuttgart: Thieme; 1987.

Neisis M, Ditz S. Psychosomatische Grundversorgung in der Frauenheilkunde. Stuttgart: Thieme; 2000.

Petersen E. Infektionen in Gynäkologie und Geburtshilfe. Stuttgart: Thieme; 1988.

Pfleiderer A, Breckwoldt M, Martius G. Gynäkologie und Geburtshilfe. 4. Auflage. Stuttgart: Thieme; 2001.

Petri E. Gynäkologische Urologie. Stuttgart: Thieme; 2001.

Römer A. Akupunktur für Hebammen, Geburtshelfer und Gynäkologen. Stuttgart: Hippokrates-Verlag; 2001.

Rüppel B. Gynäkologie und Geburtshlife, Krankheitslehre für Physiotherapeuten. Lübeck: Gustav Fischer; 1998.

Sadler TW. Medizinische Embryologie. Stuttgart: Thieme; 1998.

Scherbaum M, Perl F, Kretschmer U. Stillen. Köln: Deutscher Ärzteverlag ; 2002.

Schmidt-Matthiesen H, Bastert G. Gynäkologische Onkologie. 4. Auflage. Stuttgart: Schattauer; 1994.

Schneider H, Husslein P, Schneider K-TM. Geburtshilfe. Berlin: Springer; 2000.

Schröder W. Mehrlingsschwangerschaft und Mehrlingsgeburt – Ein Leitfaden für die Praxis. Stuttgart: Thieme; 2001.

Schulte-Übbing C. Akupunktur in der Schwangerschaft, Geburtshilfe und Wochenbett. Berlin: de Gruyter; 2000. Stoeckel W. Lehrbuch der Geburtshilfe. 10. Auflage. Jena: Gustav-Fischer-Verlag; 1948.

Skibbe X, Löseke A. Gynäkologie und Geburtshilfe für Pflegeberufe – Reihe Krankheitslehre. Stuttgart: Thieme; 2001.

Sohn C, Krapfl-Gast AS, Schiesser M. Checkliste Sonografie in Gynäkologie und Geburtshilfe. Stuttgart: Thieme; 2001.

Springer-Kremser M, Ringler M, Eder A. Patient Frau, Psychosomatik im weiblichen Lebenszyklus. Berlin: Springer; 2001.

Stoeckel W. Lehrbuch der Gynäkologie. 14. Auflage. Leipzig: S. Hirzel Verlag; 1960.

Wulf K-H, Schmidt-Matthiesen H. Klinik der Frauenheilkunde und Geburtshilfe. Band 11: Spezielle gynäkologische Onkologie; 1. 2. Auflage. München: Urban & Schwarzenberg; 1986.

Stüwe M. Wochenbett und Rückbildungsgymnastik. Stuttgart: Hippokrates-Verlag; 2002.

Teischmann A.T. Schering Praxis Manual Gynäkologie. Stuttgart: Thieme; 2002.

Uhl B. Gynäkologie und Geburtshilfe compact. Stuttgart: Thieme; 2001.

Viehweg B, Spätling L, Faber R, Hutzler D. Schwangerenvorsorge – Leitfaden der ärztlichen Schwangerenbetreuung. Köln: Deutscher Ärzteverlag; 2002.

Weiss P.A. Diabetes und Schwangerschaft. Berlin: Springer; 2002.

Wulf K-H, Schmidt-Matthiesen H. Klinik der Frauenheilkunde und Geburtshilfe. Band 12: Spezielle gynäkologische Onkologie; 2: Trophoblasttumoren, Tumoren der Adnexe und der Mamma, besondere Behandlungsaspekte. 2. Auflage. München: Urban & Schwarzenberg; 1989.

Zink Ch. Pschyrembel Wörterbuch Gynäkologie und Geburtshilfe. Berlin: Walter de Gruyter; 1987.

Sachregister